慢性肩痛、高血压

导引养生运动指南

主　编　刘　静

副主编　徐　泽

编　者　（排名不分先后）

　　　　陈香序　李俊俊　邹乐轩

　　　　李　彬　袁永虹

中国纺织出版社有限公司

图书在版编目（CIP）数据

慢性肩痛、高血压导引养生运动指南 / 刘静主编；
徐泽副主编 . -- 北京 ： 中国纺织出版社有限公司，
2024. 10. -- ISBN 978-7-5229-1991-1

Ⅰ . R161. 1-49

中国国家版本馆 CIP 数据核字第 2024ZJ3242 号

责任编辑：樊雅莉　　　　特约编辑：张小敏
责任校对：王花妮　　　　责任印制：王艳丽

中国纺织出版社有限公司出版发行

地址：北京市朝阳区百子湾东里 A407 号楼　邮政编码：100124

销售电话：010—67004422　传真：010—87155801

http://www.c-textilep.com

中国纺织出版社天猫旗舰店

官方微博 http://weibo.com/2119887771

北京印匠彩色印刷有限公司印刷　各地新华书店经销

2024 年 10 月第 1 版第 1 次印刷

开本：710×1000　1/16　印张：10.5

字数：132 千字　定价：68.00 元

健康是促进人的全面发展的必然要求，是经济社会发展的基础条件。《"健康中国 2030"规划纲要》明确提出："推进健康中国建设，是全面建成小康社会、基本实现社会主义现代化的重要基础，是全面提升中华民族健康素质、实现人民健康与经济社会协调发展的国家战略。"2021 年 10 月，国家体育总局发布《"十四五"体育发展规划》，为进一步落实全民健身国家战略，推进健康中国建设，明确指出推动健康关口前移，建立集科学健身、运动营养、伤病防护、心理调适为一体的运动促进健康新模式，并积极推动完善运动处方库，针对特殊人群提供有针对性的运动健身方案或运动指导服务等措施。由此，"体医融合"和"体卫融合"逐渐成为人民生活关切的话题，国内外大量研究成果也提供了相关证据证明了适度运动对中老年人群、慢性病人群、癌症患者、神经退化性疾病患者等的预防和治疗效果，充分降低了家庭和社会的经济负担，提高了人民生活的幸福感。

中国传统导引术在疾病治疗和健身养生方面具有丰富的思想和理论方法体系，强调肢体运动、呼吸运动与自我按摩相结合，与现代体育运动方式具有明显的区别，主张练养相兼、形神兼备、内外合一的整体观。整体动作特征表现为缓慢的节奏、外形中正安舒、内在张弛有度，要求"导引之道，务于祥和，俯仰安徐，屈伸有节"。在运动强度方面，古代养生家又将导引称为"小劳之术"，认为："养生之人，欲血脉常行，如水之流。坐不欲至倦，行不欲至劳，频行不已，然宜稍缓，即是小劳之术也。"对于导引术的作用，早在《灵枢·官能》中就指出："理气血而调诸逆顺，察阴阳而兼诸方，缓节柔筋而心和调者，可使导引行气。"

本书的编写，是在梳理《诸病源候论》《遵生八笺》《赤凤髓》《养生导引法》和《内功图说》等典籍文献的基础上，依据中西医对疾病的综合认识，完成了对导引方技术方法的继承、修饰和创新，并通过长期的实验研究，进一步论证了不同导引方的针对性、科学性和辅助治疗的价值。编写组成员，始终秉承"古为今用，推陈出新"的思想，在三年多的"体医融合"科研项目深入研究过程中，凝聚各方智慧，终于使导引方形成文字、图片和视频于一体，并以易于学练和普及的形式呈现在大众面前。随着中国传统养生文化在世界范围的推广，其天人合一、道法自然、阴阳和谐的健身观，不断散发着独特的魅力，对构建人类卫生健康共同体产生积极的作用。

编　者

2024 年 5 月

目 录

第一章

慢性肩痛导引方

第一节　概　述

　　我国传统运动的导引功法，是中华民族养生文化中的瑰宝，有着独特的健身养生价值。其中，华佗的五禽戏、宋代流传至今的八段锦等都是传世经典，隋代巢元方奉诏主持编纂的《诸病源候论》记载导引方278条。导引注重将呼吸运动、肢体运动和意念活动三者相结合，宣导气血，疏通经络，以达到治疗疾病、预防病害、延年益寿的目的。在"全民健身"战略背景下，导引功法已在国内得到有效推广，并不断传播于世界各地。"运动是良医"这一理念是在大量循证医学的背景下形成的，五禽戏、八段锦、易筋经等导引功法在慢性疾病中的应用价值逐渐受到体育科学、医学等相关领域的关注。五禽戏通过模仿虎、鹿、猿、熊、鸟5种动物的动作和神情来调理人的气息，其中的猿提、虎举、鸟飞等动作神态配合呼吸，可以放松肌肉，其一松一紧的练习方法，能够提高肩部柔韧性，增加关节活动能力，对肩关节障碍患者功能恢复有明显作用。八段锦作为一种中等强度的有氧运动，其功法具有"柔和缓慢，动静相兼，松紧结合"的特点，强调"形""神""意""气"的综合锻炼，以达到身心和谐。长期有规律地练习八段锦，对身体功能、身体疼痛、社会功能和一般心理健康4个维度均有较大影响，在改善中年人群的生活质量方面具有积极的作用。易筋经强调动静结合，内静以收心调息，外动以强筋壮骨，具有"伸筋拔骨，以形引气，意随形走，柔和流畅"的特点。通过临床试验研究发现，易筋经能够增加肩关节的柔韧性和防治肩部肌肉的萎缩。

综合前期研究报道发现，传统导引功法在肩颈疼痛、慢性疾病和身心健康方面均具有积极的作用。随着"体医融合"理念的不断深入，传统导引方中有针对性的兼具预防和治疗的理论记载，亟须整理和循证医学论证，以期传统导引方能取其精华、去其糟粕，朝着科学、有效和精准的方向发展，真正做到在继承中有创新，在创新中有发展，为人类健康服务。

第二节　慢性肩痛流行病学特征

慢性肩痛是一种常见病，病因多样，包括肩袖疾病、粘连性关节囊炎、肩关节不稳定和肩关节炎等，是仅次于背部和颈部疼痛的第三大常见肌肉骨骼疾病。2003 年其患病率就已达到 4.7% ～ 46.7%，终生患病率达到 6.7% ～ 66.7%。肩痛的典型特征表现为自发性疼痛、肩关节僵硬，以及上肢的屈、伸、展、收、旋转等运动功能受限，对穿衣、提重物等日常活动能力均产生影响。有研究显示，在 65 岁以上的肩痛患者中，30% 的人存在日常活动障碍。

肩痛的临床病程往往是慢性的，复发很常见，40% ～ 50% 的患者症状持续 6 ～ 12 个月。有研究指出，在英国，2003 年由全科医生会诊的肌肉骨骼疾病费用约为 130 万英镑，仅次于心肺疾病。同时它也是美国门诊就诊最常见的疾病之一，对患者和社会都造成了沉重的经济负担，2009 年的一项研究估计，每位患者每年因肩痛支出的费用约为 4139 欧元（5753 美元）。

目前已提倡的几种保守治疗，包括镇痛药、非甾体抗炎药、类固醇、积极物理治疗、运动疗法和健康教育。由于在诊断标准上缺乏一致性和被认为是"金标准"的临床评估的特异性，因此尚无统一的特异性治疗方案。根据法国慢性肩痛管理指南，镇痛药、非甾体抗炎外用药和皮质类固醇注射，均表现出显著的疼痛缓解效果。然而，由于患者间存在的个体差异及病情的复杂性、多样性，单纯药物治疗的适用性受到限制，并非所有患者均能从中获得理想疗效。因此，非药物疗法逐渐成为国际学术界研究的热点。当前，运动疗法、浴疗及水疗等非药物干预手段被广泛应用于风湿性疾病的综合治疗体系中，特别是在腰痛、膝骨关节炎、手骨关节炎及纤维肌痛等疾病的管理上，显现出了良好的应用前景与疗效。由于慢性肩痛治疗尚缺乏统一、标准化的管理共识，深入评估运动等治疗方法的有效性及其潜在的作用机制显得尤为重要，这将为制订更为科学、个性化的治疗方案提供坚实的理论基础与实践指导。

慢性肩部疼痛长期困扰着患者，给其生活、工作带来诸多不便；同时，疼痛也严重影响患者的精神情绪、睡眠以及生活质量。因此，减轻疼痛、加速关节活动功能的恢复是肩痛患者的首要问题。

第三节　中西医论慢性肩痛

一、中医肩痛病因病机学说

肩关节疼痛属中医学"痹证"范畴，是风、寒、湿等外邪侵入机体深层组织，导致脏腑机能紊乱，经络阻滞，从而引起以肌肉疼痛、肢体关节屈伸不利等为主要表现的一类病证。

中医古籍中记载："人之所有者，血与气耳。"中医理论认为气与血是组成人体以及维持人体生命活动的基本物质。人体通过气与血的相互转化来滋养肌肉、关节、筋膜等组织。若气血不足，会使机体内部发生紊乱或外部病邪入侵，引发疾病。《灵枢·经脉》中记载："气虚则肩背痛寒，少气不足以息……"《针灸资生经》曰："劳气失精，肩臂痛不得上头。"《诸病源候论·虚劳体痛候》中记载："劳伤之人，阴阳俱虚，经络脉涩，血气不利……逢寒则身体痛，值热则皮肤痒。"由此观之，气血不足，精气亏虚致使人体筋骨、经脉失养从而引起肩部疼痛的症状。

中医学认为痹证的出现与肝肾功能的虚损有关。如《素问·痹论》中所说："痹……在于筋则屈不伸。"《素问·上古天真论》中提到："七八，肝气衰，筋不能动，天癸竭，精少，肾脏衰，形体皆极。"随着年龄的增长，肝肾功能下降，身体筋骨失去滋养，从而导致疾病发生。《素问·痿论》提到："筋痿者，生于肝，使内也。""阳明者，五脏六腑之海，主润宗筋，宗筋主束骨而利机关也。"肝主筋，肾主骨，而人体的运动系统由关节、肌肉、筋膜等构成，并以此来维持正常的屈伸、旋转活动。如肝肾功能衰弱，精血亏虚，骨骼与筋膜便得不到充分的营养滋润，进而经脉阻塞，筋节肌肉痿软，失去弹性，关节功能性活动能力减退。

"民以食为天"，中医学讲究食补，人体通过食物的摄入来获取营养与能量。中医学认为长期不当的饮食方式与饮食习惯会损伤脾胃，脾胃虚衰，运化功能减弱，日积月累体内湿气聚而为痰，人体关节易为留痰之"乡"，痰湿之气驻留关节，久难散去，阻滞经脉，气血不通，产生疼痛。《秘传证治要诀及类方》曰："其人素有痰饮，流注肩背作痛。"《类证治裁》曰："痰饮流入四肢，肩背手臂酸痛软痹""滞经络者，筋骨牵痛"。机体内湿气留注，游走于肩部经络，致使内部软组织粘连，血管不通畅，引发肩关节疼痛，活动受限。

中医学认为风、寒、湿等外邪也是痹证发生的重要因素。《素问·痹论》曰："风寒湿三气杂至，合而为痹也。"根据感受风、寒、湿三邪的不同，将其分为行痹、痛痹及着痹。又曰："痛者，寒气多也，有寒故痛也。"寒气入体，停留于关节经络处，影响气血的循环转化，导致关节疼痛，运动能力下降。《诸病源候论》曰："邪客于足太阳之络，令人肩背拘急也。"《疡科心得集》曰："漏肩风，肩髃酸楚，或疼痛漫肿，也因风寒湿阻络而发。"外邪可从不同经络入侵肩部，造成局部关节筋脉阻塞不通，从而出现肩关节疼痛的症状。

中医学认为急性损伤/慢性劳损与痹证产生紧密相关。肩关节是人体所有关节中活动范围最大的关节，但其稳定性较差，很容易由于运动不当或过度运动造成损伤。《素问·宣明五气》中曰："五劳所伤：……久立伤骨，久行伤筋……"《针灸资生经》曰："阳池，治因折伤手腕。捉物不得，肩臂不举。"《症因脉治·肩背痛论》中提到"内伤肩背痛之脉……寸口脉盛，按之数实，气壅肺实。"肩部长期处于重复性的工作状态、不正确的姿势或是急性骨折都可导致其内部筋络骨骼肌肉损伤，气滞血瘀，筋节脉络不通。"痛则不通，通则不痛"，肩部受到损伤后，气血壅滞，疼痛出现，关节活动减少甚至致残。

分析不同历史时期的中医书籍中所记载痹证的病因病机可以看出，肩关节疼痛的发生有两个方面：内因与外因。内因指患者脏腑、经络的功能受损，骨骼、肌肉、筋膜等组织营养不足，不荣则痛。外因指患者肩部受风寒湿邪侵袭及急慢性损伤，致使局部组织气血阻滞、经络不畅，引起肩痛症状。

二、现代医学对肩关节痛病因病理的认识

肩关节痛是临床常见的症状之一，其病因较为复杂，现代医学研究者认为可能是肩关节内部原因和外部原因，也可能与全身因素有关。肩部发生病变，可单独由某一因素造成，也可由多种因素联合造成。现代医学对慢性肌肉骨骼疼痛的病因病理机制的解释包括炎症学说、神经免疫异常改变等，但至今还没有确切的说法，有待进一步深入的研究。通过阅读、汇总现代国内外学者的研究成果，认为肩痛的发生可能与下列因素有关。

（1）年龄、性别因素：肩痛高发年龄段为 50 岁左右，中老年女性的肩痛发生率明显高于男性。有研究者发现，蛋白多糖的代谢变化与年龄关系密切，体内蛋白多糖的量及比值随年龄的递增发生改变，引起骨质增生、筋膜纤维变、肌肉组织粘连，产生疼痛，活动受限。随着年龄的增加，中老年人的身体机能下降并导致机体各种生理生化指标的改变，尤其是肩关节内部肌腱钙化退变，承受能力减弱，容易发生关节损伤，出现疼痛的症状。

（2）环境因素：由于睡眠习惯的不同，有些人在睡觉时容易把肩膀露在外面，夜晚往往气温较低、湿度较大，肩部经常暴露在这样的环境中，很容易受到风寒湿邪的入侵。长此以往，肩部受凉，局部血液循环减慢，组织代谢出现异常，这些病理改变刺激周围的神经，引发肩部出现疼痛和功能障碍。

（3）急性损伤：如骨折、脱位、扭挫伤等造成肩周软组织的急性损伤，由于治疗时肩部长时间固定，导致肌肉运动减少，血液循环减慢，内部肌肉粘连，出现局部疼痛和关节活动不利。肩部受到外力冲击出现急性损伤后，机体内的组织循环发生紊乱，肩关节局部代谢障碍，使关节囊受压减小，组织液渗出，最终造成组织细胞变性引发肩部疼痛。有学者认为，肩部急性损伤后关节内出血、肿胀进而压迫局部神经，同时肩胛韧带增厚、无菌性炎症

而引起肩痛。

（4）慢性劳损：慢性损伤是导致肩痛最常见的病因之一。慢性损伤后肩部的力学结构发生改变，三角肌、冈上肌收缩、牵拉，疲劳后的重复性刺激使肌肉组织出现肌腱钙化、炎症等病理性变化，导致肩痛。Shiri 等人在针对不同年龄段且上肢疼痛患者的调查报告中也指出，造成慢性肌肉疼痛的几大因素包括重复性的高压工作、持续性的静力负荷和不正确的肢体姿势。肩痛症状多见于长期手工业劳动者、教师、打字员等肩部活动较多的工种或从事游泳、羽毛球、排球等运动的人群。肩关节活动频率增多，肩部关节处经常受到摩擦致使炎症出现并且关节活动幅度增大会猛烈牵拉到韧带、筋膜，容易造成关节周围软组织的慢性损伤，而肩部长期处于倾斜的不良姿势状态下也容易激发肩痛的发生。

（5）心理因素：Skov 等人通过建立模型来观察骨骼肌肉系统出现不良症状与社会心理压力与其他身体压力之间的联系。研究发现，社会心理压力对肌肉骨骼疾病的发生所起的作用越来越明显。Siivla 等人纵向研究年轻人颈肩痛的流行病学以及发病的相关因素，证实心理压力与肩颈疼痛相关。这可能是因心理压力过大，造成情绪紧张延长或肌肉持续紧张，导致肌纤维收缩，肌细胞进行无氧呼吸，乳酸堆积，引发颈肩关节的疼痛。

（6）神经系统或内分泌疾病引发：有研究表明，偏瘫、脑卒中、神经麻痹等患者的神经控制能力下降，运动减少，肌肉萎缩，肌肉力量降低，极易引发肩痛症状的出现。此外，还有其他研究者发现，糖尿病、甲状腺功能亢进症等内分泌系统疾病也与肩痛的产生有着密切的关系。尤其是糖尿病患者，肩痛的发生率达到 24.2%，且多发于双肩。

（7）肩部邻近部位疾病引发：有研究发现，随着年龄的增长，颈部椎体及附属结构发生退行性改变，颈椎部位病变出现的功能障碍并不是肩痛的外在原因，而是肩痛内在原因的组成部分。脊柱是人体的"大梁"，维持身体形态，保持身体平衡，其稳定是躯体前后关节结构的完整性以及周围肌群的正常肌力所维持的，一旦脊柱生理曲度改变，前、后、左、右力量失衡，易引发肩痛症状。在 Kebaetse 等的研究指出，当人体处于弯腰驼背姿势时，肩外展活动度明显降低，侧卧位时肌肉力量较正常力量下降 16.2%。

三、肩痛治疗方法概述

无论是中医学还是现代医学治疗肩痛的方法都是"百花竞放"。如：中医学中有中药汤剂、针灸、推拿等方法，现代医学中有药物治疗、小针刀手术治疗、神经阻滞治疗等。两者在治疗方法与治疗原理上各有异同，但是两者治疗肩痛的最终目的都是缓解患者的疼痛与恢复肩关节的活动功能。以此目的为出发点，将中医治疗肩痛的方法与现代医学治疗肩痛的方法归纳、总结综述如下。

1. 非手术治疗

（1）药物治疗。中药历史悠久，中医典籍记载的药方不计其数，有着疗效较好、不良反应少的特点，但在临床研究中中药多配合其他方法来治疗肩痛。中医治疗讲求内外结合，中药治疗慢性肩痛常以内服外敷为主，药物疗效由内向外或由外向里逐渐渗透到病痛部位，从而起到缓解疼痛的作用。李国忠选用当归、续断、桂枝、白芍、乳香等具有养血活血、强健筋骨作用的中药药材组成方剂煎煮，让肩袖撕裂患者内服药液，并将药物残渣装入布袋外敷再配合手法进行治疗，结果显示：2个疗程后，22例肩袖撕裂患者全部治愈，肩关节活动正常，肌肉力量恢复。王脐橙等人选取50例肩周炎患者，试验组以内服肩痹汤（自拟）配合体外冲击波作为治疗方法，对照组采用针灸治疗，2周治疗结束后，中药配合体外冲击波在疏通经络、除湿止痛、改善血液循环方面效果更好，更有利于肩周炎患者缩短治疗周期。

现代医学治疗的特点是起效速度快，能够在较短的时间内对病情有所缓解，但是也存在一些不良反应。现代医学治疗肩痛主要是以消除炎症、快速镇痛为主。通过大量查阅文献，总结得出：常见治疗肩痛的药物有非甾体抗炎药、阿片类药物和关节腔内注射糖皮质激素、玻璃酸钠等。研究发现口服的非甾体抗炎药有消炎、止痛、退热等作用，在治疗肩颈痛方面疗效可靠，但是长期服用此类药物会引起肠胃的不良反应。氨酚羟考酮是一种半合成的阿片类激动剂，有明显的止痛作用，对于中重度疼痛治疗有很好的效果，提高疼痛患者的生存质量，糖皮质激素可减少炎性介质的释放，消炎效果显著。Bal A等人对比糖皮质激素（试验组）与生理盐水（对照组）关节腔注射治疗冻结肩的疗效发现，治疗 2 周时试验组肩关节外展角度、肩关节疼痛和功能障碍指数（SPADI）评分与对照组有显著性差异，前者缓解疼痛的效果优于后者。玻璃酸钠又名透明质酸钠，它的存在直接影响关节滑膜液的黏弹性，可使摩擦系数降低，有利于保护关节不受压力与冲击力的影响，保护关节软骨，降低关节损伤的风险。Blaine T 等人在玻璃酸钠治疗持续性肩痛的研究中发现，关节腔内注射玻璃酸钠比注射生理盐水的有效性及耐受性要好，对治疗由肩袖撕裂、肩周炎、滑囊炎、肌腱炎等而引发的持续性肩痛是一种不错的选择。

（2）物理治疗。物理治疗主要是利用电、热、光等物理因子作用于人体功能障碍或病变部位，在电波震动、光热加热作用下，促进肩周局部组织的血液循环，改变结缔组织弹性，加速机体代谢，消散组织粘连，恢复身体原有的生理功能。临床上，大量研究证明体外冲击波、激光、超短波等物理疗法对缓解肩关节疼痛及恢复功能有积极的作用，但是单一的物理治疗在缓解疼痛方面作用强于关节功能恢复。中医的推拿、针灸作为辅助治疗手段治疗效果更佳。丁海涛等人将 190 例肩周炎患者分为推拿组、冲击波组和推拿冲击波组进行疗效对比观察，推拿冲击波组有效率均高于推拿组、冲击波组，且两种疗法结合应用较单一疗法具有更好的止痛作用。有其他研究指出现代物理医学方法超激光与针灸疗法相结合治疗肩周炎患者易于接受，且疗效满意。

（3）运动疗法。相比于药物直接性的刺激缓解疼痛，运动疗法可让疼痛患者根据机体对疼痛程度的感知调整运动强度、运动频率，具有可控性。有研究已经证实运动疗法在慢性疼痛治疗中简单安全，不容易引起其他功能紊乱，其治疗时产生的不良反应发生率较低。在国内外的临床研究中包含各种类型的运动疗法，如肌力训练、稳定性训练、牵伸训练等，通过训练，恢复或改善关节周围软组织的伸展性，提高关节活动范围，加强深层肌肉力量，提高肩关节的稳定性和运动控制能力，降低损伤发生率。Van 等人通过对软组织按摩和运动治疗非特异性肩痛的疗效进行系统评价与 Meta 分析，表明运动疗法能有效缓解疼痛，多种运动训练方法结合缓解疼痛优于单一的运动疗法。此外运动强度中等的有氧运动也是常见的治疗慢性肩痛的方式，如瑜伽、普拉提、健身操、水中运动等。Atilgan 等人选取 33 例肩部持续疼痛患者，治疗组 17 人，对照组 16 人，分别进行普拉提运动与常规运动，观察其对肩痛的疗效，研究结果发现，临床普拉提运动是一种有效的技术，因为它有助于减少疼痛和降低疼痛致疾的可能性。

2. 手术治疗

慢性肩关节疼痛的手术治疗包括开放型手术及关节镜微创手术。开放型手术对身体组织、神经的损伤较大并且术后恢复较慢，容易发生粘连，出现瘢痕。随着科学技术的持续进步和医疗水平的不断提高，创伤小、出血少、恢复快的关节镜微创手术越来越广泛地被应用于临床治疗。李静等人在探讨影响原发性冻结肩患者早期关节镜手术疗效相关因素的研究中，选取 152 例原发性冻结肩患者，在术后 4 周疗效优良者人数是疗效不佳者人数的 4 倍，从而得出关节镜微创手术治疗早期原发性冻结肩患者的疗效较好。刘成日等人观察 28 例采用关节镜手术治疗的老年肩袖损伤患者，随访 24～36 个月，并用加利福尼亚大学洛杉矶分校（UCLA）肩关节评分评定肩关节术前、术后的功能恢复。随访结束后发现，所有患者评分优 16 例，良 10 例，优良率高达 92.9%，关节镜微创手术疗效佳且安全性高，可缓解老年肩袖损伤者的疼痛，促进他们肩关节功能的恢复。

四、传统运动功法治疗肩痛研究概况

慢性疼痛是一个长期的过程，疼痛期可长达数周、数月、数年，对人的身体与心理都是一种折磨与考验，严重影响患者的生活质量。传统运动功法属于运动疗法的一种，将其单独列出来，是因为它特殊的内在特征。中国的传统养生功法与中国传统文化相通，含有"形神合一"的哲学思想，除外在运动表现外，更注重内在精气的运行与意念的培养。在《黄帝内经》中有记载关于散步、引导、吐纳等的运动养生方法，五禽戏、太极拳、八段锦、易筋经等传统功法在体育锻炼及医学实践中不断发展，现已形成较为系统的理论及方法，对指导人们健康生活有着重要的意义。

Lee 等人选取 50 名 45～65 岁的中老年人作为研究对象，运用太极拳运动进行为期 6 个月的干预，探讨太极拳锻炼对鼻咽癌患者颈椎、肩关节活动及睡眠问题的影响。研究表明，太极拳运动可以有效保持鼻咽癌患者肩关节的灵活性，改善睡眠问题。汪春等人选取 72 名肩周炎患者，分为治疗组与对照组各 36 名，治疗组在电针治疗的基础上同时进行八段锦练习，对照组只进行常规电针治疗。治疗 4 周后结果表明，属于中等运动强度的八段锦，练习方法柔和、缓慢，再配合电针治疗对肩周炎有着良好的效果。Lou L 等人选取 80 名老年人为研究对象，以太极拳为基础编创的太极柔力球为干预方式，进行每周 4 次、每次 90 分钟的短期强化训练。研究结果表明，短期强化的太极柔力球训练方案不仅能增强老年人上肢相关身体功能，如手臂的力量、肩部的灵活性等，还可以帮助维持或减轻健康老年人不可避免的年龄相关性身体功能退化。熊慧秀等人将五禽戏中的猿提、鹿奔、熊晃、虎举、鸟飞的动作加入肩关节障碍患者的护理中，并与单纯进行护理的患者作对比。结果显示，在护理干预中加入五禽戏锻炼对肩关节障碍患者提高肩关节功能具有重要意义，可明显促进患者肩关节功能的恢复。李程秀等人探讨八段锦锻炼对中老年肩周炎患者的康复影响，以 60 名中老年肩周炎患者为研究对象，将受试者随机分为三组，第一组八段锦锻炼，第二组推拿治疗，第三组药物治疗，进行 6 个月的治疗。治疗前后对比得出，三种方式对中老年肩周炎患者均起到改善作用，而八段锦能更明显地减轻肩部疼痛和改善活动度。沈志方等将30 名肩周炎患者随机分为两组，治疗组采用易筋经锻炼配合推拿手法治疗，对照组采用单纯推拿手法治疗，推拿治疗隔日 1 次，每次 20 分钟，治疗 1 个月；易筋经锻炼每日 1 次，练习 1 个月。结果发现，易筋经锻炼配合推拿手法对改善肩周炎患者的身体状况效果更为明显。

太极拳、八段锦、易筋经等传统功法动作缓慢，逐节贯通，要求上下肢协调配合，是一种内外兼修的全身性运动。综合以上研究，传统运动功法在治疗慢性肩痛方面的效果是肯定的。在传统功法训练基础上配合其他治疗方法既能增强疗效又能够减少疼痛复发率。

第四节　慢性肩痛导引养生功法渊源

一、中医养生典籍参引概要

通过查阅、分析大量典籍，最终选择了 11 本与肩颈痛相关的具有代表性的书籍，结合理论和实践应用的需要分为理论型（4 本）与应用型（7 本）。理论型书籍是为创编导引功法提供理论依据，应用型书籍为功法动作及处方设计提供了方法操作路径。典籍的具体情况如表 1-1 所示。

表 1-1　肩颈痛相关典籍基本情况表

类型	书名	成书年（朝）代	作者	备注
理论型	《吕氏春秋》	战国	吕不韦	重印版
	《黄帝内经》	战国	不详	高松校注版
	《抱朴子》	晋	葛洪	张清华校注版
	《养性延命录》	南北朝	陶弘景	王家葵校注版
应用型	《诸病源候论》	隋	巢元方	刘晓峰校注版
	《遵生八笺》	清	高濂	赵立勋校注版
	《赤凤髓》	清	周履靖	
	《养生导引法》	清	不详	胡文焕校正版
	《敬慎山房导引图》	清	敬慎山房	程宝书等整理
	《老老恒言》	明	曹庭栋	王振国等整理
	《内功图说》	明	王祖源	

《吕氏春秋》是战国时期的一部重要典籍，全书内容融合了儒、道、墨、法、阴阳等各家思想，书中考察了养生的本质与规律，对我国养生文化的发展有着极其重要的影响。书中的《达郁篇》记载"凡人三百六十节，九窍五脏六腑，……病之留，恶之生也，精气郁也"指出疾病的产生与体内精气血脉积郁有关；《尽数篇》中记载"流水不腐，户枢不蠹，动也。形气亦然，

形不动则精不流，精不流则气郁"借"流水"比喻人体，通过运动形体能够加速体内精气的流通，开塞通窍，以保障生命活动正常进行，强调运动对身体内外阴阳协调的重要性，此书首次提出了"动以养生"的观念。在书中出现过治疗"腿脚肿痛"的运动疗法，主要是通过导引方法来宣导气血、通利关节，消除腿脚肿痛，以此说明导引能够预防疾病的发生。本书相关文字记载，为功法的创编提供理论基础。

《黄帝内经》是我国现存最早的医学典籍之一，《素问·痹论》系统论述了不同痹证的病因病机、症状表现、辨证分型和预后治疗等，如文中记载"痛者，寒气多也，有寒故痛也"。《灵枢·经脉》从中医经络学角度叙述了肩痹的表现特征，如"痹……在于筋则屈不伸""痹……在于脉则血不流"这些原始的文字都为创编适合肩痛患者锻炼的导引功法提供理论依据。

《抱朴子》分为内篇和外篇。内篇共二十卷，主要记述了神仙方药、养生延年、驱邪祛祸等事，提出导引的一些重要原则和具体功法；外篇主要讲述伦理教化等内容。在《抱朴子·内篇》的释滞卷中提到"初学行气，鼻中引气而闭之，阴以心数至一百二十，乃以口微吐之，及引之，皆不欲令己耳闻其气出入之声……"指出呼吸吐纳之数息法。新编的导引功法强调动作与呼吸配合，这样才能达到更好的锻炼效果，释滞卷中提到的行气调息方法，为整套动作创编提供理论支撑。

《养性延命录》分上、下两卷，包括教诫、食诫、杂诫、服气疗病、导引按摩、房中术及养性延命的理论与方法。在《服气疗病篇》中指出当"以鼻纳气""以口吐气"，是以"食生吐死，可以长存，谓鼻纳气为生，口吐气为死也"，详细阐述了呼吸吐纳的方法；还指出"行气之法，少食自节，动其形，和其气，志意专一，固守中外……"说明了呼吸吐纳导引法的注意事项，为导引养生功法在创编时结合呼吸奠定理论基础。

《诸病源候论》全书有五十卷，共计71门，记载了1739种证候。该书系统总结了隋以前的医学成就，书中内容涉及内、外、五官、骨伤等多科病证，是我国医学史上第一部病因、病机、证候学专著。这本书对风病诸候、虚劳病诸候等症的病因病机进行详细分析，并根据病因病机确定治疗原理和施功原则，内容具体，针对性强。有关肩关节痛的病因、发病机制及治疗都有明确的叙述，新编的导引养生功法动作大多也是来自于此书。

《遵生八笺》全书共有二十卷，书中包括清修妙论、四时调摄、起居安乐、延年却病、饮馔服食、燕闲清赏、灵秘丹药、尘外遐举 8 个部分，涉及面广，内容丰富。在四时调摄笺和延年却病笺中阐述许多导引方法，如灵剑子导引法、婆罗门导引十二法等。本书创编的导引方是将书中记载的多个治疗肩臂、关节疾病的导引法拆分、组合，同时书中的动作名称也为创编新导引养生功法的动作名称提供思路。

《赤凤髓》全书共为三卷。卷一包含却病延年六字法、五禽戏图等，卷二记载有动功功法，并附图描述，卷三是记述睡功。本书记载的功法内容丰富，言简意赅，并且功法锻炼注重实际。新编的导引方多借鉴卷二记述的功法内容，如："身体坐于椅上，椅略比腿高，右腿自然放下，左腿弯搭于椅上，左手平举，右手摩腹，凝神运气十二口。"

《养生导引法》全书列病症二十七门，按照不同疾病，提出不同的导引方法，同一病症，列出多种导引方法。书中精选了简单有效的各种导引方法近 120 种，全面、系统地收录和整理了明以前各家有代表性的导引方法。本书就风痹证的不同病情列出了 10 种导引方法，如：脊椎及肩颈痛，可采用仰面抬肩，左右摇头的动作；上肢痛，可采用抬左右两臂拱抱臂前，不息行气的方法，同时详细记述了锻炼的时辰、方位、次数等。

《敬慎山房导引图》介绍了 24 种导引健身、治疗疾病的方法。全书共有 24 幅画，具有治病作用的有 16 幅，强身作用的有 8 幅，每一幅画都配有简短的文字说明，均以提问开始，又以回答问题的方式提出解决某种疾病的方法。书中图画形象生动，直接展现动作姿态。本书新编的导引养生功法主要借鉴具有强身作用的 8 幅图。

《老老恒言》本书共有五卷，全书在谈老年人衣、食、住、行的养生方法，其中卷二中有老年人导引法，包含卧功五条、立功五条、坐功十条，均为老年人所制，简便易行。本书研究对象包括老年人，这套功法对新编导引养生功法具有一定的参考价值。

《内功图说》又名《卫生要术》，记载了分行外功诀、神仙起居法、易筋经等内容。分行外功诀包括心功、肩功、背功、腰功等，其中肩功的方法为新编导引养生功法的动作设计提供参考。

二、肩痛导引方的创编原则

1. 健身性与针对性原则

慢性肩痛患者是亚健康状态下的特殊群体，在创编导引养生功法的过程中首先要考虑的就是它的健身性。以增强生理健康与心理健康为目的进行动作的选择、动作设计乃至音乐的配合。导引养生功法是为中老年慢性肩痛患者而设计，考虑到该人群的生理和心理特点，应在动作选择、动作幅度设计、动作速度等方面具有一定的针对性。主要选取在中医典籍中有明确记载且简单易行、能够治疗肩痛的导引方作为动作雏形，以上肢运动为主，下肢运动为辅。从缓解疼痛、恢复关节活动角度出发，动作设计包括屈、伸、展、收、旋等不同体式，为避免身体重心失衡而引发其他疾病问题的出现，尽量保持左右两侧动作对称。导引养生功法是在遵循健身性与针对性原则基础上创编，才能对身心健康起到积极作用，达到良好的训练效果。

2. 活化创新原则

对于中老年肩痛患者而言，他们对动作的要求较低，最主要的可能还是希望功法能起到强身健体，减轻疼痛，让肩关节的活动范围有所增大的作用。本书所选导引养生功法的动作以中医典籍中记载的导引方为蓝本，并不是一成不变地按照中医典籍中记载的导引方进行创编，古籍中记载的有些动作难度较大且可行性低，所以在保证动作原理大致不变的前提下进行活化，借鉴其他专家创编功法的经验，进行动作创编。动作创新不是拿新元素去迎合多数人，动作既要创新而又不失实际效用，动作幅度要符合肩痛患者的运动能力，动作简单又有审美性，动作形式多样但不复杂，激发参与者练习的兴趣。在整套功法中，单个动作或是节与节之间的过渡连接动作要流畅连贯，整体动作结构在活化创新原则上要合理。

3. 适宜负荷原则

随着机体功能的自然退化，中老年人容易疲劳且身体恢复速度慢，如何制订适合他们参与锻炼并能达到防病治病、科学健身目的的运动方法显得尤为重要。本书所选导引养生功法共有9个动作，3个动作为一组合，动作运动强度由低到高再到低，每节动作结束后配合一次呼吸调理，让机体有一个缓冲，整套动作6分钟，时间长度在参与者的承受范围之内。为了本书所选导引养生功法的创编更加科学化、合理化，运用Polar心率表测试中老年肩痛患者心率的变化情况，分析整套动作运动强度趋势，判断它是否符合中老年人的运动强度。任何事物的发生发展都存在一个"度"的衡量，适宜的运动量与运动强度，会对机体器官、组织产生良性刺激，从而促进机体生理功能、运动能力向好的方向发展。

4.循序渐进原则

导引养生功法的整体动作速度较为缓慢，主要是通过不断增加前后左右移动，上下升降幅度起落来增加运动强度。初始阶段，上肢动作活动范围较小，下肢以直立、高位半蹲配合上肢运动，运动强度较低；中间阶段上肢动作由小范围过渡到身体极限角度，下肢姿势由半蹲到微深蹲，动作幅度增大，难度系数增加，机体需要协调更多肌肉参与运动，心率上升，运动强度中等；最后阶段，上肢与下肢运动难度又重新回到初始阶段的状态，经过放松调整，心率下降，机体逐渐恢复到安静状态。中老年人群的神经系统会随着年龄的增长出现退化，如记忆力衰退、反应迟钝等，所以整套动作姿势设计也按照循序渐进原则由简到繁，由易到难，单个动作对称、协调、动作流畅，有一定的规律性，配合轻松舒缓的音乐，让参与者有行云流水般的艺术享受和运动体验，便于他们学习和记忆。

三、肩痛导引方的理论基础

本书所选导引养生功法以中医养生典籍中记载的导引方为基础。我国古籍记载的导引术与中医学中的治病和养生理论基础关系密切，而养生理论与中国古代的传统文化思想有所融合。所以，用中国传统文化来阐释新编导引功法的创编理论基础，并在此基础上与神经控制理论相结合，形成以下理论与学说。

1.阴阳五行学说

阴阳学说是中国古人认识物质世界的方法论之一，阴与阳之间是相互制约、相互统一的，它代表了事物的两种不同属性，是矛盾对立的统一体。人体内环境与外环境也遵循着阴与阳的平衡与协调。当机体经常受到来自体内外的各种不良致病因素的影响时，人体平衡被打破，从而引发疾病。导引是我国传统的养生运动，通过运动来调节体内积极因素使内环境趋于平衡，并使机体顺应天地之间的外部环境变化。体内外阴阳平衡，人体才能处于健康的状态。导引中呼吸调和、动作姿势都与阴阳有关，如：导引动作中动与静、伸与屈的变化；身体体位左右、前后的对称移动，它们相互转化，平衡阴阳，从而达到增进身体健康的目的。

"五行"一词最早见于《尚书·洪范》，明确指五行为金、木、水、火、土。"五行，一曰水，二曰火，三曰木，四曰金，五曰土。水曰润下，火曰炎上，木曰曲直，金曰从革，土爱稼穑。"但是，五行并不是自然界中的五种具体物质，而是抽象出来的自然界五种物质特性。五行学说认为自然界中的金、木、水、火、土五种属性物质具有相生相克的关系，即相互滋生、助长的同时相互制约、抑制，维持着动态的平衡。其中五行相生关系是：木生火、火生土、土生金、金生水、水生木；五行相克的关系是：木克土、土克水、水克火、火克金、金克木。根据《难经·第四十二难》重新编次"五脏"，即"肝—木、心—火、脾—土、肺—金、肾—水"，可以发现五行属性能体现出五脏的生理特性，五脏之气受五行生克的制约，而维持生克制化平衡是预防疾病产生的关键。导引作为我国传统运动，可通过肢体运动内化人体生理相应脏器功能，调和脏腑气血，从而达到健身延年益寿的养生效果。

2. 脏腑经络学说

脏腑与经络是人体的内部结构，脏腑主要维持人体正常运转，经络就像是通道，连通人体四肢百节、脏腑筋膜。慢性疾病的发生多是因机体内部环境发生改变。中医理论认为，肝藏血，滋养筋脉；肾藏精，主骨生髓。传统养生功法动作缓慢、动静相兼，使肌肉在运动中有节奏地收缩、放松再配合绵长缓慢的呼吸，可以加强血液循环，改善肝脏的运行功能。"痛则不通，通则不痛"，肩关节局部的疼痛主要因内部经络气血阻滞，通过肢体活动，逐渐疏通体内气血阻滞的地方，让血液运行通畅，经络恢复正常生理功能，起到祛病强身的作用。《灵枢·本藏》曰："经脉者，所以行气血，而营阴阳，濡筋骨，利关节者也。"人体四肢的关节经络通畅，气血循环、生化功能正常，筋脉、骨骼、肌肉才能得到更好的濡养，从而抵抗疾病。

3. 精气神学说

精、气、神是构成人体生命活动的主要物质，是生命现象及其变化的根本。精血的滋养、气体的交换、神志的引导才使人成为一个完整的个体。中国传统养生功法在练习的过程讲求"调身、调心、调息"的原则，通过呼吸的锻炼结合肢体动作的牵伸导引，提高体内脏腑的转化功能，也是对精、气、神直接的锻炼与培养。益气、保精、培神三者紧密联系，益气、保精能够增强身体免疫力，抵御外邪入侵，预防疾病"上门"，培神能够让情绪、意志处于健康的状态。将三者贯穿在运动锻炼的过程中，阴阳平衡，生理与心理才能健康。

4. 神经肌肉控制原理

当前的研究显示，中枢敏化作用成为疼痛进展的解释，其机制是位于脊髓水平的兴奋性神经递质增加，影响了脊髓丘脑通路上的疼痛知觉，改变了至上而下的大脑疼痛控制。根据前期的研究，太极拳等整体性运动方式对肌肉、骨骼、关节的稳定性和对神经肌肉的控制作用与改善脊柱关节疼痛密切相关。导引养生功法强调脊柱中正，全身运动的松活自然，使颈肩、脊柱周围的关节、韧带、筋膜不断受到刺激，增加了本体感觉输入，身体募集了更多的运动单元，有利于提高神经肌肉控制能力；同时在意念引导下，使呼吸和动作高度协调，调动大脑皮层中枢参与身心的调节与控制，从而缓解疼痛。

四、肩痛导引方的创编步骤

（一）导引养生功法原始动作来源

本书所选导引养生功法是根据中医养生典籍中记载的能够治疗肩痛养生导引方为动作原始依据，为了功法的科学性、合理性，导引养生功法的一节动作由典籍中记载的单个或多个导引方融合创编而成。其动作以《诸病源候论》中记载的导引方为主进行创编。

第一式 挽弓势

《诸病源候论·偏风候》云："一手长舒，令掌仰，一手捉颏，挽之向外，

一时极势二七。左右亦然。手不动，两向侧极势，急挽之，二七。去颈骨急强，头风脑旋，喉痹，膊内冷注，偏风。"（图1-1）

《却病坐运图·左右射雕》云："站定，如武士射箭之状，左右拽之，宜着力开通两臂，使气血不沉滞于关节而流畅四肢。"

见于《陈希夷二十四气导引坐功图势·清明三月节坐功图》，主治颈项肩臂疼痛，腰软等，功法：每日丑、寅时，盘腿而坐，两手作挽弓动作。左右两手交换，动作相同，方向相反，各做五十六次。然后，叩齿、咽津、吐纳而收功（图1-2）。

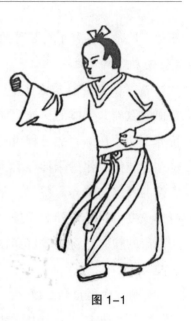

图1-1

又见于《增演易筋洗髓内功图说·第十一卷行身图说·左转辘轳第三势》，功法：将两拳翻转，朝上一提，紧挟两腋，膀与股对，肱与拳平，一呼一吸，接作下势（图1-3）。

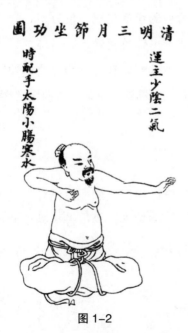

图1-2

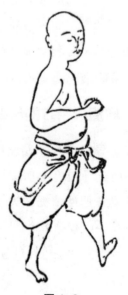

图1-3

第二式　搔面势

《诸病源候论·风冷候》："两手掌倒拓两膊井前，极势，上下傍两掖，急努振摇，来去三七，竟。手不移处，努向两肘向上急势，上下振摇二七，欲得拳两手七，因相将三七。去项膊筋脉急劳。"（图1-4、图1-5）

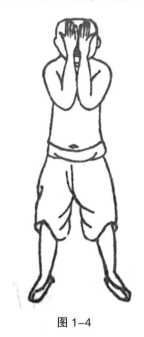
图1-4

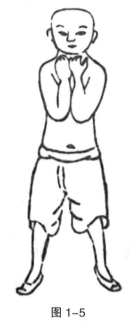
图1-5

第三式　拱背势

本式动作取自《诸病源候论·风虚劳候》："抑（作"仰"）头却背，一时极势，手向下至膝头，直腰，面身正。还上，来去三七。始正身，纵手向下，左右动腰二七，上下挽背脊七。渐去背脊、臂膊、腰冷不和。"

《诸病源候论·诸痞候》："正坐努腰，胸仰举头，将两手指相对，向前捺席使急，身如共头胸向下，欲至席还起，上下来去二七。去胸肋痞，脏冷，臑疼闷，腰脊闷也。"

又见于《陈希夷二十四气导引坐功图势·寒露九月节坐功图》，主治：胁肢经络动冲，头苦痛，目似脱，项如拔，脊痛，腰折，头两边痛，头囱顶痛等。功法：每日丑寅时，正坐，举两臂，踊身上托，左右各三五度，叩齿，吐纳，咽液（图1-6）。

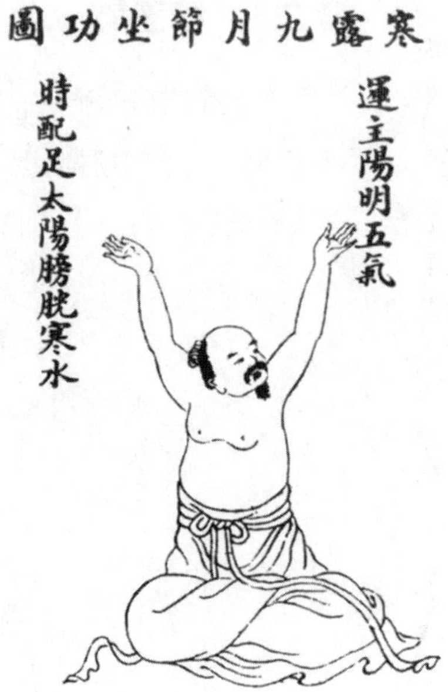

图 1-6

第四式　回旋势

《诸病源候论·诸痞候》云："正坐努腰，胸仰举头，将两手指相对，向前捺席使急，身如共头胸向下，欲至席还起，上下来去二七。去胸肋痞，脏冷，臑疼闷，腰脊闷也。"

《诸病源候论·风病诸候》又云："坐，两足长舒，自纵身，纳气向下，使心内柔和适散；然始屈一足，安膝下，长舒一足，仰足趾向上使急；仰眠，头不至席，两手急努向前，头向上努挽。一时各各取势，来去二七；迭互亦然。去脚疼、腰髆冷、血冷、风痹、日日渐损。"

"直立动作"取自《诸病源候论·偏风候》："一手长舒，令仰掌，一手捉颏（下巴），挽之向外，一时极势二七。左右亦然。手不动，两向侧极势，急挽之，二七。去颈骨急强，髆内冷注，偏风。"（图 1-7、图 1-8）

"弓步动作"取自《健身图说·服气祛病图》的"武功头二式三、四"，如图 1-9、图 1-10 所示左膝弯曲，左脚斜向左前方；右腿伸直，右脚直朝正前方。

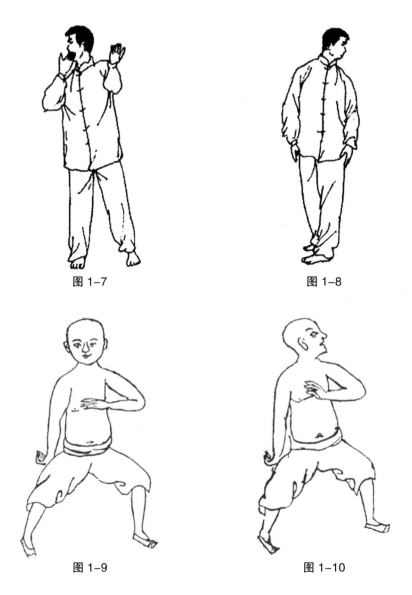

图 1-7

图 1-8

图 1-9

图 1-10

第五式　探海势

《诸病源候论·冷热候》云："一足向下踏地，一足长舒向前，极势，手掌四方取势，左右换易四七。去肠冷、腰脊急闷、骨疼，令使血气上下布润。"

"屈膝俯身向下动作"取自《诸病源候论·脚气缓弱候》："坐，两足长舒，自纵身纳气向下，使心内柔和适散；然后屈一足，安膝下，努长舒一足，仰足趾向上使急。仰眠，头不至席，两手急努向前，头向上努挽。一时各各取势，

21

来去二七；递互亦然。去脚疼、腰膊冷、血冷、风痹，日日渐损。"（图 1-11）

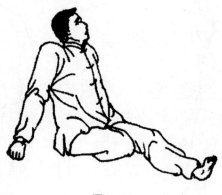

图 1-11

又见于《陈希夷二十四气导引坐功图势·大寒十二月中坐功图》，主治：经络湿积诸气，舌本强痛，体不能动摇或不能卧，强立等。功法：每日子丑时，两手踞床，跪坐，一足直伸，一足用力，左右各三五度，叩齿，漱咽，吐纳（图 1-12）。

"虚步按膝动作"取自《陈希夷二十四气导引坐功图势·立春正月节坐功图》，功法：宜每日子丑时迭手按髀，转身拗项，左右耸引，各三五度。叩齿，吐纳，漱咽三次。治病：风气积滞，项痛，耳后痛，肩臑痛、背痛、肘背痛，诸痛悉治（图 1-13）。

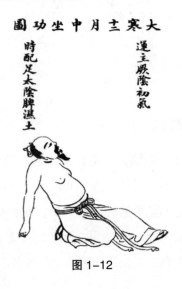

图 1-12

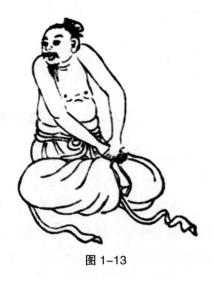

图 1-13

第六式 托天势

"直立动作"取自《诸病源候论·病冷候》，原文出处："一足向下踏地，一足长舒向前，极势，手掌四方取势，左右换易四七。去肠冷、腰脊急闷、骨疼，令血气上下布润。"（图1-14）

"歇步动作"取自《诸病源候论·虚劳体痛候》："胡跪，身向下，头去地五寸，始举头，面向上，将两手一时抽出，先左手向身前长舒，一手向身后长舒，前后极势二七。左右亦然。去臂、肩、脊、筋阴阳不和，疼闷痛。"（图1-15）

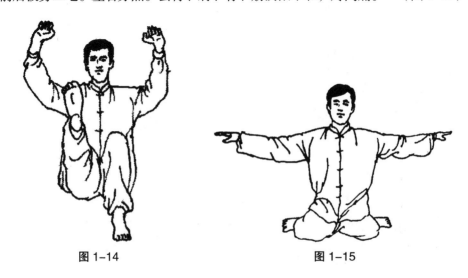

图1-14   图1-15

第七式 摇转势

《诸病源候论·头面风候》云："叉两手头后，极势，振摇二七，手掌翻覆安之二七，头欲得向后仰之，一时一势，欲得倚斜四角，急挽之，三七。去头腋膊肘风。"（图1-16）

又见于《陈希夷二十四气导引坐功图势·秋分八月中坐功图》，主治：风湿积滞胁肋、腰股，腹大水肿等。坐功：每日丑寅时，盘足而坐，两手掩耳，左右反返侧，各三五度，叩齿，吐纳，咽液（图1-17）。

又见于《养生导引秘籍·灵剑子引导子午记·取气太冲》，"踊身令起，平身正坐，两手叉项后，仰视举首，左右招摇，使项与手争。次以手攀脚，稍闭气，取太冲之气。太冲二穴在大指本节后二寸，骨罅间陷者是。"（图1-18）

又见于《老子按摩法》，能够促进舒活筋络，促进血液循环。功法：两手板头向下俯3次，然后顿足。

又见于《服气祛病图·稽首崩角势》，功法：缓缓着力按头，下至膝间，如稽首崩角状，膝腿直伸，足尖挂地，呼吸三口，顺作下势（图1-19）。

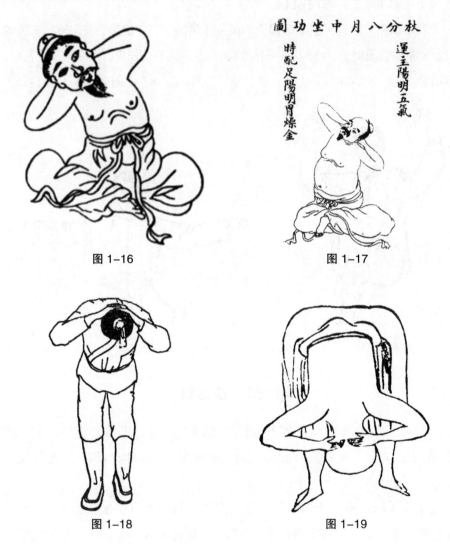

图1-16

秋分八月中坐功图

运主阳明五气

时配足阳明胃燥金

图1-17

图1-18

图1-19

第八式 拨云势

《诸病源候论·风冷候》云："身平正，舒两手向后，极势，屈肘向后空捺，四七。转腰，垂手向下，手掌四面转之。去臂内筋急。"

又见于《中外卫生要旨·易筋图说》中第三套第五式："接前式，数四十九字毕；将两手臂垂下，手心翻转向后，肘曲，十指尖亦曲；每数一字，想气贯十指尖为度，俱照前式，数四十九字毕；每照前尾式，照字吞气，平端、摔手、蹬足毕；向东静坐片时，不可说话用力；如要上顶为者，于五十日后，行到第三套一蹲之式，眼往上蹬（瞪），牙咬紧，将前左右各三扭，以意贯气至顶上，则为贯顶上矣：六十日后，以意贯气至下部，则为达下部矣。"（图1-20）

又见于《仙传四十九方·孙不二姑摇旗形》，功法：以身向前，双手直舒如取物状，再将右脚翘起，向后屈伸数次，运气二十四口，左右皆同（图1-21）。

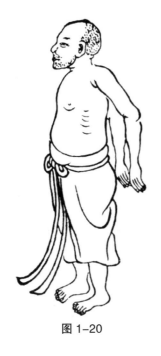

图1-20

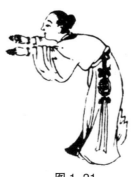

形旗摇姑二不孙

治同前以身向
前双手直舒如
取物状再将右
脚翘起向后屈
伸数次还气二
十四口左右同

图1-21

第九式　振翅势

《诸病源候论·风冷候》云："两手长舒，合掌向下，手高举与膊齐，极势，使膊闷痛，然始上下摇之二七。手下至髀还，上下缓急。轻手前后散振，双手前拓，努手合掌向下，七。去膊内风冷疼，日消散。"及《诸病源候论·风虚劳候》："头向下努，手长舒向背上高举，手向上，共头，渐渐五寸，一时极势，手还收向心前、向背后，去来和谐，气共力调，不欲气强于力，不欲力强于气，二七。去胸背前后筋脉不和，气血不调。"

又见于《仙传四十九方·常天阳童子拜观音》主治肩腰背疼痛等。功法：立住，鞠躬低头，手与脚尖齐，运气二十四口，名乌龙摆尾。服间瞑目以身端坐，两手抱脐下，行功运气四十九口（图1-22）。

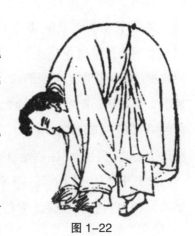

图1-22

（二）动作编创

慢性肩痛导引养生功法的动作创编共分为：单节动作的创编、动作顺序的编排、成套串联3个部分，具体创编流程如下。

1. 单节动作的创编

单节动作即单个动作。整套新编功法由9个单节动作组成，共九式，每三节动作为一个小单元，每节动作根据其动作特点命名。导引养生功法针对的是中老年人且肩部有慢性疼痛的人群，所以在动作设计上以活动上肢运动为主，下肢主要是配合上肢动作路线的变化进行前后、左右、上下方向的移动。由于有些原版导引方动作幅度较大或体式较难，超出中老年人所能及的范围，所以将中医养生典籍中记载的单个或多个导引方重新组合、编排成新的导引功法。例如，把原文中躺姿换成站姿、跪姿换成半蹲姿势，上肢与下肢动作不变，力保整节动作上下协调。

2. 动作顺序的编排

单节动作编好后，要根据单节动作的难易程度、动作幅度大小对动作的练习顺序进行调整。由于每单节动作难易程度、运动幅度与移动方向有所不同，故将三节动作为一个单元。以单元划分，前三节动作选择上肢活动范围小、下肢体位高的动作，先慢慢激活肌肉神经，让机体进入"工作状态"；中间三节动作的开合、屈伸、上升、下降幅度逐渐增大，使心率增加，肌肉组织兴奋加强；最后三节动作前后移动减少，让身体回到起势位置上。以此循序渐进式的安排动作顺序，便于中老年人对动作的学习与锻炼。

3. 成套串联

动作顺序编排好后，需要将其有序串联起来，成为一套完整的导引养生功法。串联后整套动作是连续不断的，犹如行云流水。动作左右、前后移动方向上要有对称性，协调一致，不能向左移动后变成向前。节与节动作的串联要流畅自然，前一个动作结束可成为后一个动作的开始，体现出整套导引养生功法的完整性。

（三）动作完善

导引养生功法的动作初型创编结束之后，接下来的工作就是要对动作进行细化、完善。在向相关传统养生、运动医学等方面的专家或教授咨询并收集对成套导引功法的意见后，发现存在以下问题：首先，从功法的整体美观性上来说，有些定势动作姿态较为难看，因此在不改变典籍原文治疗理论的基础上加强动作的美观性；其次，单个体式动作中开合、升降的衔接突兀，缺少连贯，将上肢与下肢动作协调配合起来使动作连贯一致。

（四）运动强度测定

整套导引养生功法在经过编创、完善后，要对其运动强度进行测试，检验是否符合科学的运动强度，而心率是评价运动强度的指标之一。在测试开始前选取 10 位中老年肩痛患者佩戴 Polar 心率表参与运动强度的测定，并在整套功法练习结束后询问他们的主观感受。如图 1-23 所示，经过测量，练习者运动期间的心率为最高心率的 60% ～ 80%，此套导引养生功法属于中等强度的有氧运动。练习者在练习完整套导引养生功法后的平均心率是 97.7 ± 13.19 次 / 分，练完后身体感觉微微发热，尤其是肩部，并未有其他不良反应。在练习整套导引养生功法过程中的心率变化如图 1-23 所示。

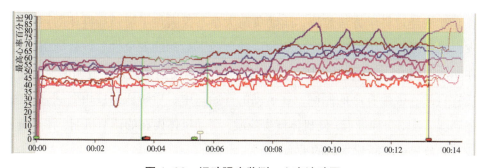

图 1-23 运动强度监测—心率波动图

（五）音乐配合

音乐能起到放松心情、陶冶情操的作用，在练习导引养生功法时，主要选择节奏舒缓、柔和的纯音乐。导引功法整体速度较慢，在轻缓音乐的烘托下，能够使练习者注重身、心、意、气的配合，让训练更有意境而不枯燥。

第五节　慢性肩痛导引养生功法的特点

一、引体令柔，动作匀称

本书所选功法以阴阳五行学说为根本，以脏腑经络学说为核心，以精气神学说为指导，兼顾现代医学对肩颈痛的病因病机研究，挖掘、梳理和引证传统导引方中的动作内容，并结合体育运动规律，力求突出传统导引方中"引体令柔"和体育运动动作对称之美的特点。每势动作外形和姿态舒展，上下、左右、前后对称，使肌肉、骨骼和关节都有不同程度地牵拉和转动，促进了周身经络气血的运行，从而改善姿势的不平衡和疼痛的发生。

二、松紧交替，适宜自然

本书所选导引功法，遵守一松一紧、一张一弛的肌肉收缩和舒张的工作原理，通过有节律的开合、升降、蓄发、撑按，加强肌肉的工作、调节肌肉的功能，刺激大小肌肉群、关节、肌腱和韧带，增强软组织的灵活性和柔韧性。整套功法经过科学方法监测，运动负荷大小不仅满足了肩颈痛群体的运动需求，而且保证了中老年人在适宜的运动负荷下运动的安全性。该套导引功法在动作编创上，遵循古法，又不拘泥于古法，在运动强度设计上遵循循序渐进、适宜自然、张弛有序的原则，在运动的开始、中、后阶段强度由弱到强、由强到弱、强弱交替进行，使机体产生应激，调动机体内在的调节机制，在兴奋、疲劳和放松中不断建立新的平衡。

三、牵动脊柱，兼顾全身

该套功法的动作主要选取中医典籍中有明确记载且简单易行、能够治疗肩痛的导引养生功法作为动作雏形，尤其注重脊柱的调整，通过脊柱的左旋右转、前屈后伸，再配合上下肢的协调运动，刺激中枢神经和外周神经的调节机制，不仅实现对慢性肩痛患者的针对性治疗，而且有利于肩痛患者的整体症状改善。

四、身息相随，心意放松

该套功法通过调心、调身、调息运气，使气息与运动相合，例如，身体起为吸气、落为呼气，开为吸气、合为呼气等，用意领气运行于全身各处，从而达到内外合一。

该套功法以静养神，以动养形。神，是指人体的精神状态和正常的意识活动，以及在意识支配下的表现。形，是指形体，包括人体的脏腑、皮肉、筋骨、脉络及充盈其间的精血。通过动静结合，以达到形神的健全、身体的健康、寿命的延长。

第六节　慢性肩痛导引养生功法动作说明

起　势

（1）两脚并拢，自然伸直；两手自然垂于体侧；胸腹放松，头项正直，下颌微收，舌抵上腭；目视前方（图1–24A）。

（2）随着松腰沉胯，身体重心移至右脚；左脚向左侧开步，脚尖朝前，约与肩同宽；目视前方（图1–24B）。

（3）两臂内旋，两掌向两侧摆起，经两髋旁，掌心向后；两掌外旋，向前合抱于胸前呈弧形，掌心向内；目视前方（图1–24C、图1–24D）。

（4）上动不停。两腿膝关节微屈；同时，随两臂内旋，两掌下按至腹前，掌心向下，掌指斜相对；目视前方（图1–24E、图1–24F）。

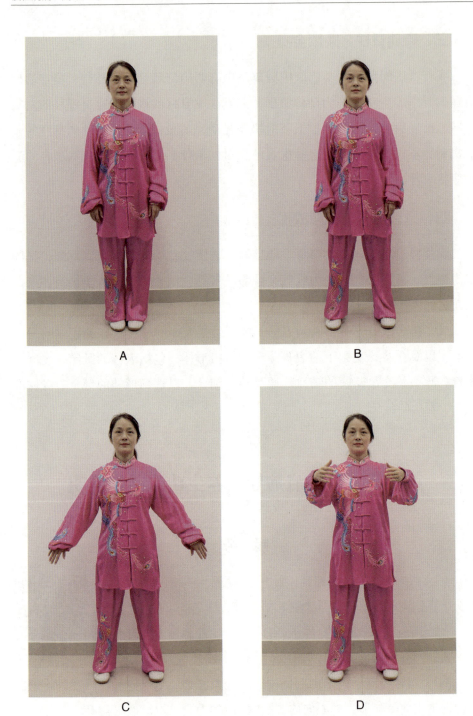

A

B

C

D

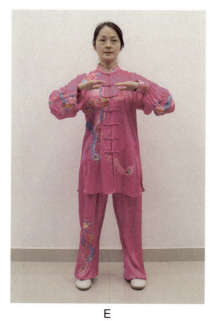
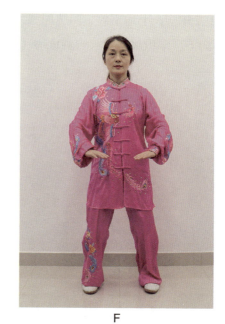

E   F

图 1-24

[**注意事项**] 目光微内收，调整呼吸，做到心静体松。

第一式 挽弓势

（1）接上式。两臂内旋，两掌分别向两侧摆起，经两髋旁，掌心向后；两掌继续外旋至体前，两掌约与肩宽，与肩同高，掌心相对（图 1-25A、图 1-25B）。

（2）上动不停，两臂外旋屈肘，两手握拳于腋下，拳心向上（图 1-25C）。

（3）两臂内旋，左拳缓慢用力向前冲出，右拳顺势向后牵拉，如拉弓之状。两拳与肩同高，左肩在前，右肩在后，拳心向下；目视前方（图 1-25D）。

（4）屈膝，两肩还原至正前方，同时两臂外旋，右拳顺势收至腰间，拳心均向上，目视前方（图 1-25E）。

（5）动作五、六同动作三、四，唯方向相反（图 1-25F、图 1-25G）。

本式一左一右为一遍，共做三遍。

做完三遍后，手臂外旋，两拳变掌，左臂向前伸展，两臂与肩同宽

（图 1-25H）；上动不停，两腿屈膝，两臂屈肘内旋，两掌经胸前下按至腹前，掌心向下，掌指斜相对；目视前方（图 1-25I、图 1-25J）。

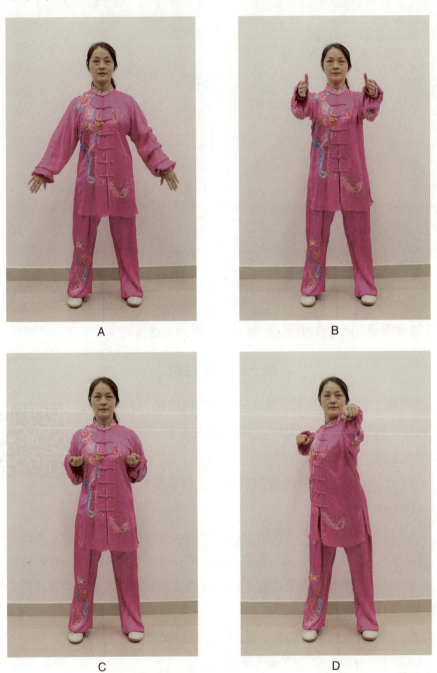

A   B

C   D

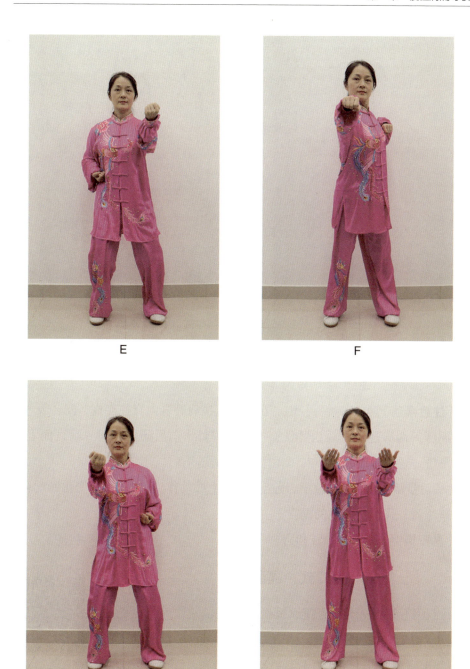

E

F

G

H

图 1-25

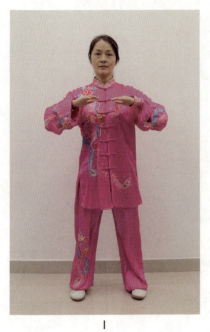
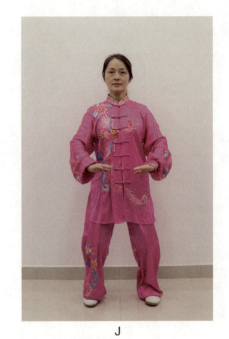

I　　　　　　　　　　J

图 1-25

[注意事项] 两拳一冲一拉时，沉肩，牵拉肩胛骨向脊柱靠拢，配合吸气；随着屈膝，两肩还原，放松呼气，推动肩胛骨由前后还原至同一垂直面上。做到一松一紧，速度均匀。

[练习步骤] 采用完整教学，慢速先练习上肢动作，提示双手的变化和配合；再常速练习，强调与呼吸的配合。

[易犯错误] 端肩、手臂和肩胛骨僵硬。

第二式　搔面势

（1）接上第一式。两膝徐缓挺膝伸直，两臂外旋经髋向两侧摆至侧上方，掌心向内；稍抬头，目视前上方（图 1-26A、图 1-26B）。

（2）上动不停。两臂屈肘向下至肩侧，掌心相对，指尖向上，头还原，目视前方（图 1-26C）。

（3）两肘向内合于胸前，掌心向后，目视两掌（图 1-26D）。

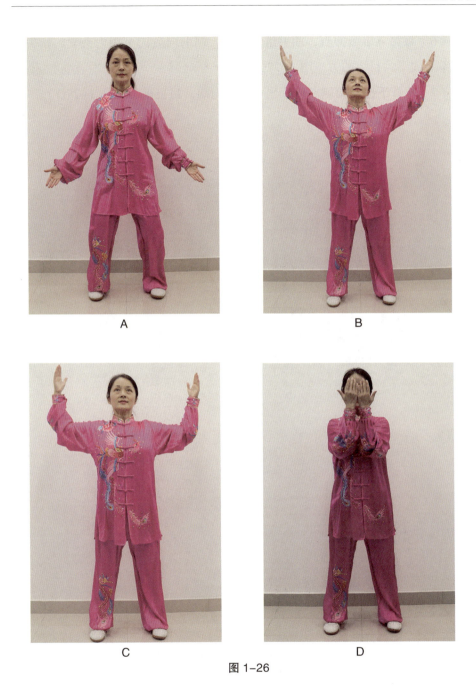

图 1-26

（4）屈膝缓缓下蹲，同时含胸拱背低头，两臂外旋，掌背相对，目视下方（图 1-27A）。

（5）上身还原，同时两肘外展至肩侧，掌心向下，目视前方（图 1-27B）。

（6）膝关节缓缓伸直，两臂继续外展，两肘向后向下用力夹紧，指尖向前，掌心向下，目视前方（图 1-27C）。

（7）两掌下按经腰侧向前推出，掌心向前，目视前方（图 1-27D）。

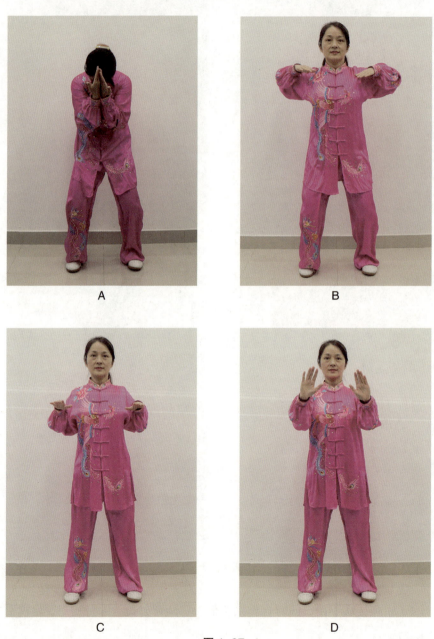

图 1-27

（8）两腿屈膝，手臂外旋，掌心向内，屈肘两掌经胸前下按至腹前，掌心向下，掌指斜相对；双腿微屈，目视前方（图1-28A、图1-28B）。

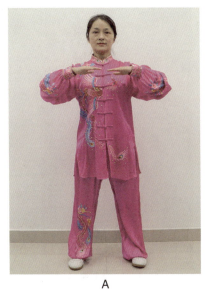 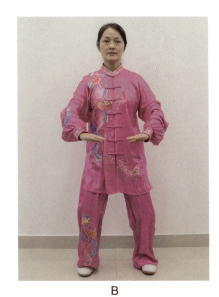

A　　　　　　　　　　　　　　B

图 1-28

本式重复三遍。

[**注意事项**]含胸拱背低头，两臂尽力外旋使手臂相合，配合呼气；两臂外展，两肩胛骨向脊柱靠拢，配合吸气。

[**练习步骤**]采用分动教学，慢速练习上肢动作，提示双手的变化和配合；再常速练习，强调与呼吸的配合。

[**易犯错误**]端肩、手臂和肩胛骨僵硬。

第三式　拱背势

（1）接上第二式。以左脚脚跟、右脚脚前掌为轴，身体左转90°，重心前移至左腿，两腿缓缓伸直，右脚脚跟提起；同时两臂内旋经体侧外旋至上方，掌心相对，目视前方（图1-29A、图1-29B）。

（2）左脚内扣，右脚脚跟内旋脚跟落下，身体右转向前，重心移至两腿之间。屈膝，屈肘两掌经胸前下按至膝前，含胸拱背低头，目视下方

（图 1-29C、图 1-29D）。

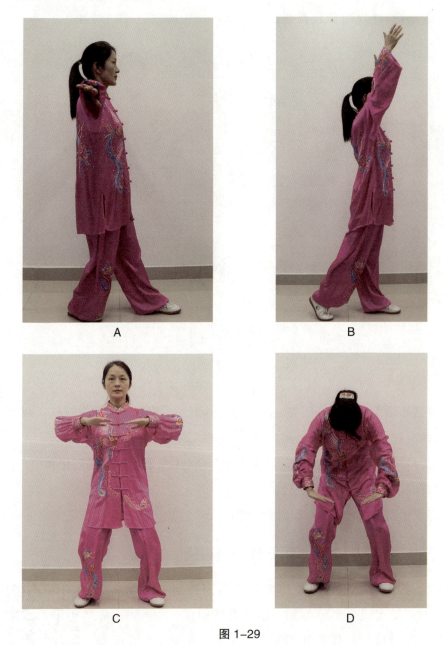

A   B

C   D

图 1-29

（3）保持两掌下按，用力抬头挺胸，目视上方（图 1-30A）。

（4）两膝缓缓伸直，两臂内旋，两掌向两侧摆起，经两髋旁，掌心向后；两掌继续外旋，向前合抱于胸前呈弧形，掌心向内；目视前方（图 1-30B）。

（5）屈肘两掌经胸前下按至腹前，掌心向下，掌指斜相对；目视前方（图 1-30C、图 1-30D）。

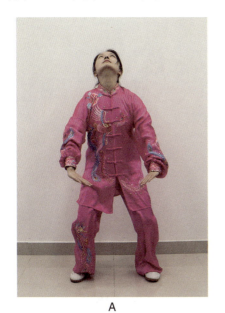

A

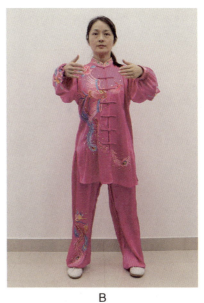

B

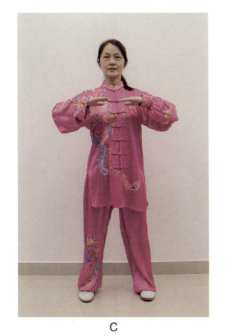

C

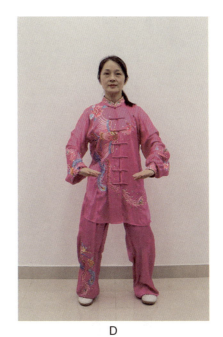

D

图 1-30

（6）动作六至动作十同动作一至动作五，唯左右交换做动作（图1-31A～图1-31H）。

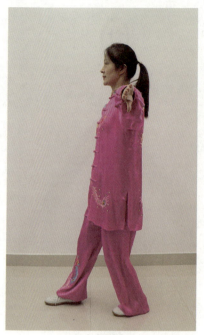

A（右侧）

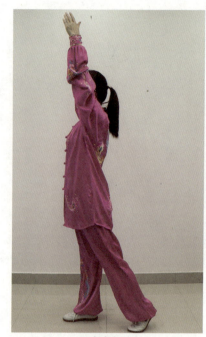

B（右侧）

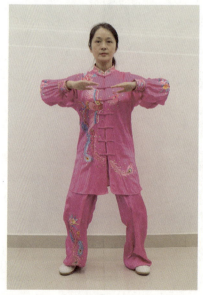

C

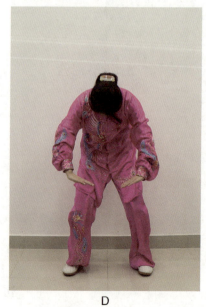

D

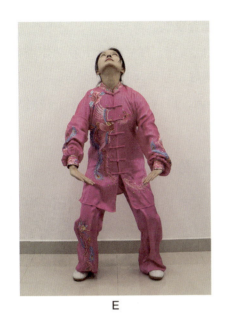

E

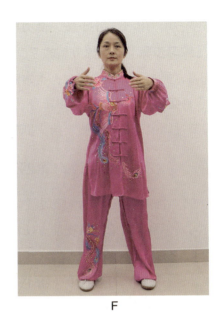

F

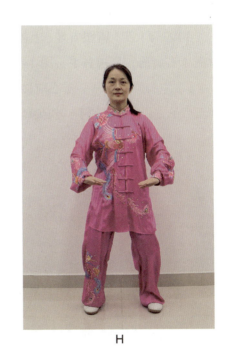

G

H

图 1-31

本式一左一右为一遍，共做三遍。

[**注意事项**] 身体左右转动，上下肢要协调，手臂尽量上举，配合吸气；

两掌下按用力抬头，手下按，两力相争，配合吸气。

[**练习步骤**] 可采用分解教学，先教上肢动作，然后结合下肢动作进行慢速练习，提示上下肢的配合；再常速完整练习，强调与呼吸的配合。

[**易犯错误**] 上肢摆动和转身动作不协调，拱背不充分，两手下按时马步膝关节过脚尖，身体前倾，抬头挺胸不充分。

第四式　回旋势

（1）接上第三式。两膝缓缓伸直，两臂外旋向两侧摆至与肩同高，掌心向前；目视前方（图 1-32A）。

（2）右臂摆至头上方，掌心向上，左臂屈肘，收于胸前，左掌置于右肩前；目视前方（图 1-32B）。

（3）右臂向后牵拉，同时左手扶下颌牵引头向左转；还原；右臂再次向后牵拉，同时左手扶下颌牵引头部再次向左转；还原，目视前方（图 1-32C）。

（4）左脚上步，脚跟着地，上体微右转；同时两臂摆至右侧，右腕同肩高，左掌置于右肩前，目视右手（图 1-32D）。

（5）左脚脚掌下落，重心前移成弓步；右臂屈肘摆至左肩前，左臂向左向下摆至后下方，左掌变勾手，勾尖朝上，目视右后方（图 1-32E、图 1-32F）。

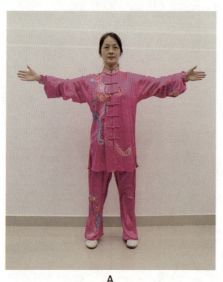

A

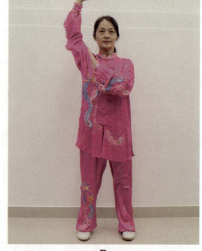

B

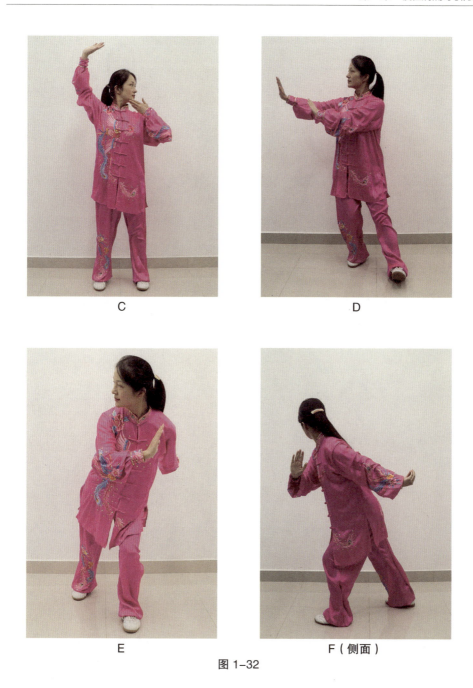

C

D

E

F（侧面）

图 1-32

（6）左脚收回，重心还原至两腿之间；两臂下落，掌心向前，经体侧向上摆至胸前，屈肘两掌经胸前下按至腹前，掌心向下，掌指斜相对；目视前方（图 1-33A ～图 1-33D）。

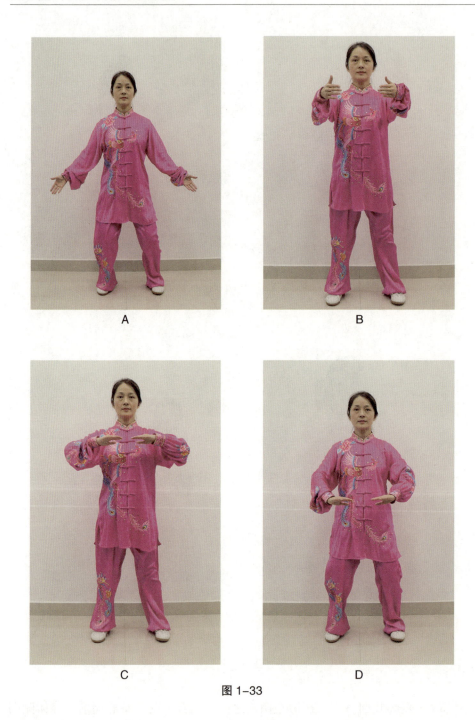

图 1-33

（7）动作七至十二同动作一至六，唯左右交换做动作（图 1-34A ～
图 1-34J）。

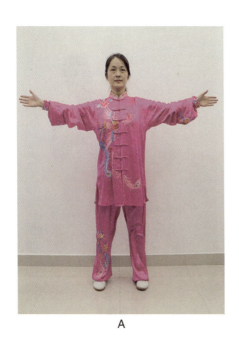
A

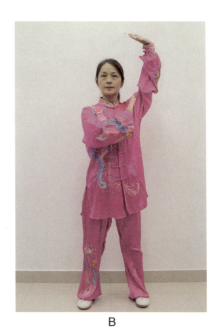
B

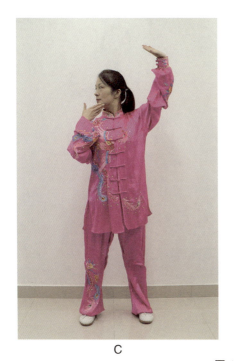
C

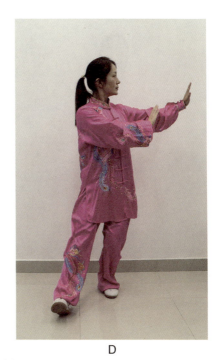
D

图 1-34

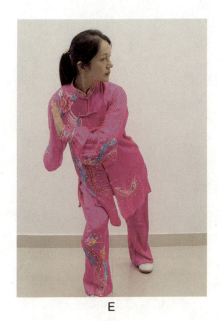

E

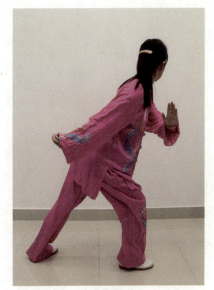

F（侧面）

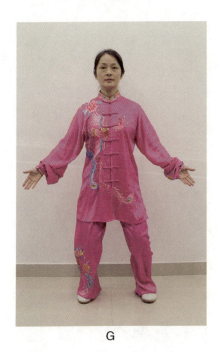

G

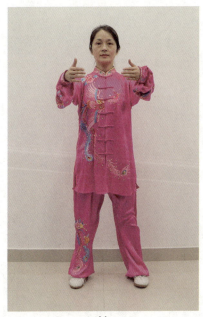

H

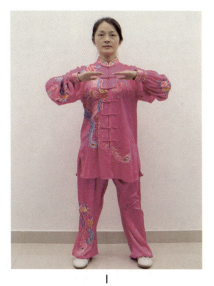
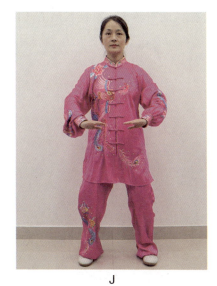

I　　　　　　　　　　J

图 1-34

本式一左一右为一遍，重复三遍。

[注意事项] 手扶下颌左右转头时，两肩胛骨向脊柱靠拢，配合吸气；两臂侧摆成弓步时，肩、膝、脚尖保持在一个垂直面，转头时，两肩松沉，配合呼气。

[练习步骤] 可采用分动教学，先进行慢速练习，强调上下的配合和头部的转动；再常速练习，调节呼吸与动作的协调统一。

[易犯错误] 头部转动时，上肢配合过于僵硬，耸肩；弓步时上体过于前倾，并随头部一起转动。

第五式　探海势

（1）接上第四式。右脚尖稍外展，重心右移，左脚上步，脚跟着地；两掌稍下落，指尖朝斜下方，目视前下方（图 1-35A）。

（2）上身前屈，两臂沿左腿两侧向前下穿，目视前下方（图 1-35B）。

（3）上身保持前屈，两手相叠于膝关节上方，左手在上，抬头，目视前方（图 1-35C）

（4）上身稍右转，缓缓直立；同时两臂外旋，左臂在前，右臂在后，缓缓上托，向右转头，目视右后方（图 1–35D）。

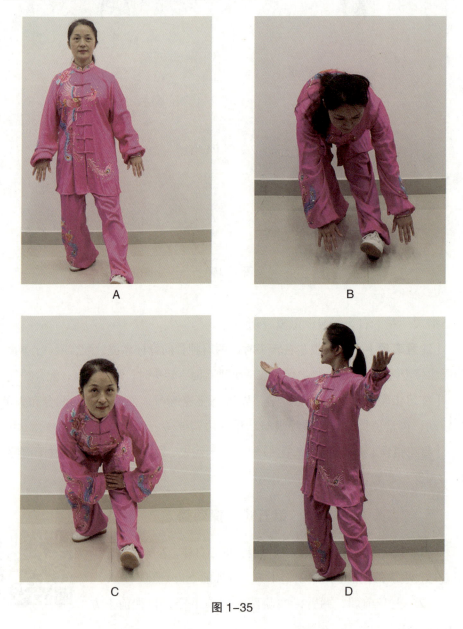

图 1–35

（5）上身左转还原，左脚回收，重心移至两腿之间；两臂向体前合抱，目视前方（图 1–36A）。

（6）屈肘两掌经胸前下按至腹前，掌心向下，掌指斜相对；目视前方（图 1–36B、图 1–36C）。

（7）动作七至十四动同动作一至六动，唯左右交换做动作（图 1-36D ～
图 1-36J）。

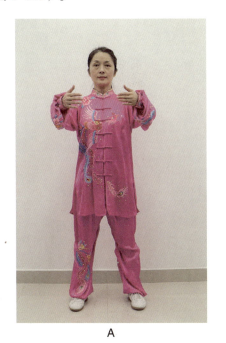

A

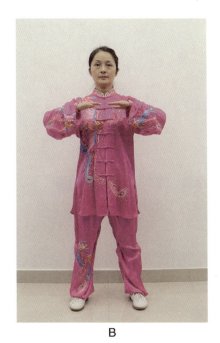

B

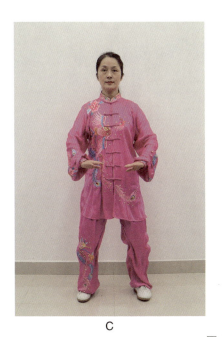

C

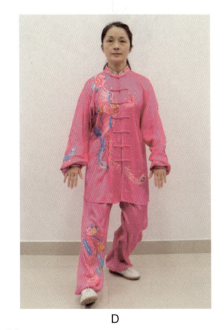

D

图 1-36

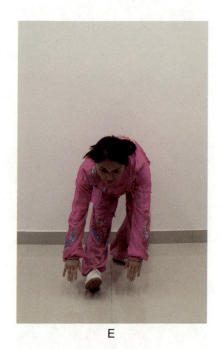

E

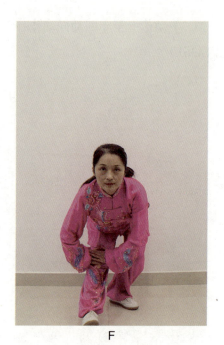

F

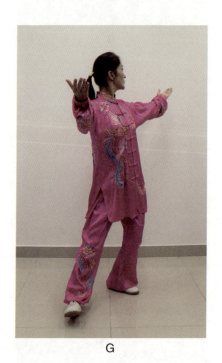

G

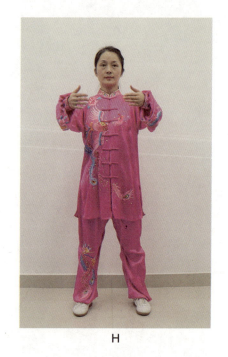

H

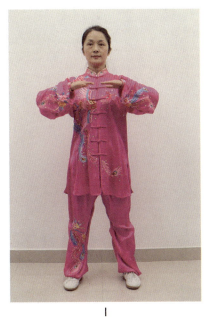
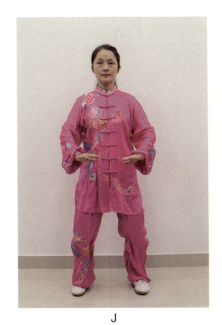

I　　　　　　　　　　　　J

图 1-36

本式一左一右为一遍，重复三遍。

[注意事项] 上体前屈时，微抬头，两手相叠向下按与抬头形成争力，配合呼气；两掌随转体顺势打开，轻柔缓慢，配合吸气。

[练习步骤] 可采用分动教学，上体前倾幅度可循序渐进、因人而异，先慢速练习，提示腰部的转动带动手臂运动；再常速练习，强调与呼吸的配合。

[易犯错误] 上体前屈时，重心前移，低头，凸臀。手臂前后摆起时，未转腰带臂。

第六式　托天势

（1）接上第五式。重心右移，左脚上步，脚跟着地；两掌下落至体侧，指尖朝下，目视前方（图 1-37A）。

（2）重心前移，两腿伸直，右脚跟提起；两臂向上摆至头上方，目视前方（图 1-37B）。

（3）重心后移，右腿微屈，左脚经右脚后插步；同时屈肘两掌下按，经胸前外旋，掌心向上；目视前方（图 1-37C、图 1-37D）。

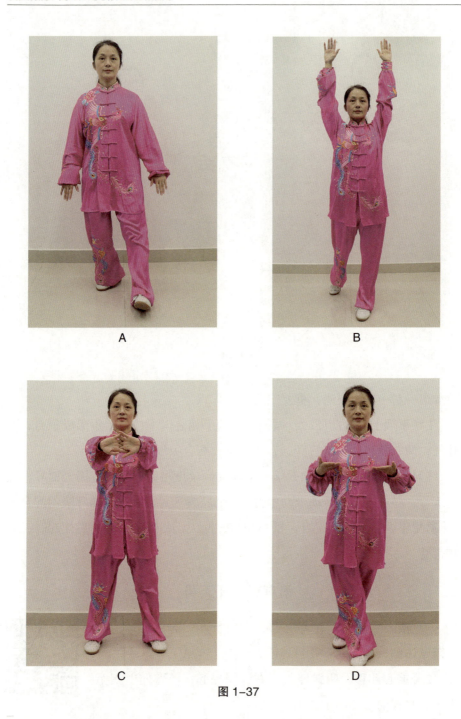

图 1-37

（4）上体向右拧转，屈膝下蹲成歇步；左臂在前，右臂在后，左掌向前上方，右掌向后下方穿掌，掌心向上，目视右掌方向（图 1-38A、图 1-38B）。

（5）上体左转，两腿直立，左脚收回，重心移至两腿之间；两臂向体前合抱，目视前方（图1-38C）。

（6）屈肘两掌经胸前下按至腹前，掌心向下，掌指斜相对；目视前方（图1-38D、图1-39A）。

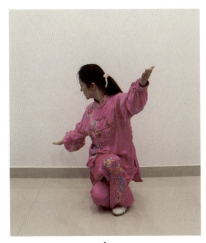

A

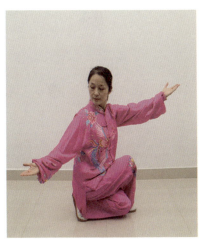

B（侧面）

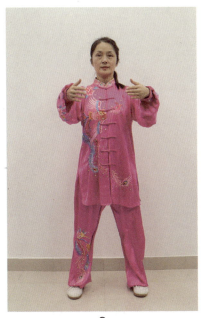

C

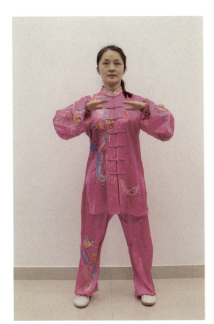

D

图1-38

（7）动作七至十二同动作一至六，唯左右交换做动作（图1-39B～图1-39J）。

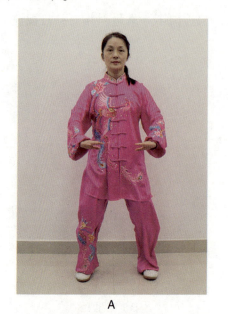

A

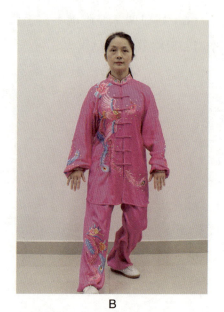

B

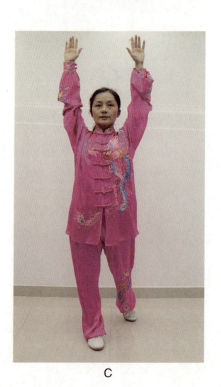

C

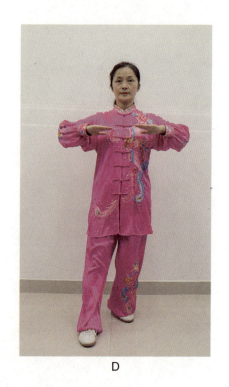

D

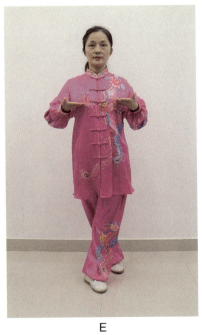

E

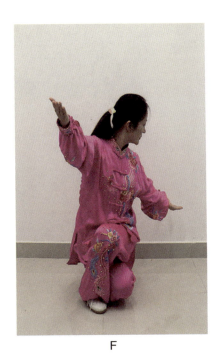

F

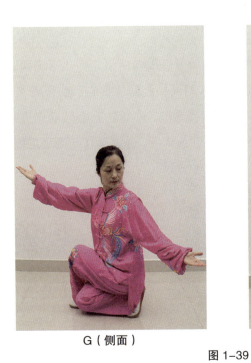

G（侧面）

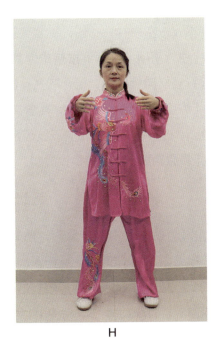

H

图 1-39

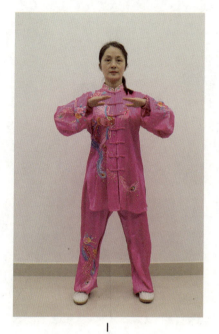 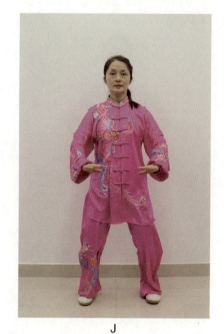

I   J

图 1-39

本式一左一右为一遍，重复三遍。

[注意事项] 两掌下按接旋臂翻掌，两肘下沉微向后引，插步下蹲同时上体保持直立向后拧转，配合呼气；起身上步时要控制身体重心，配合吸气。

[练习步骤] 可采用分解教学，先教下肢动作，然后结合上肢动作进行慢速练习，提示手臂的旋转与下肢的配合；再常速练习，强调动作与呼吸的配合。

[易犯错误] 拧身穿掌，耸肩、拱背、动作不稳。

第七式　摇转势

（1）接上第六式。低头，两臂外旋，两手于腹前交叉，掌心向上；目视下方（图 1-40A）。

（2）两掌上托至胸前，两臂内旋向前推，随之向上举起，掌心向上；目视前方（图 1-40B ～图 1-40D）。

（3）上动不停，两臂屈肘下落，两手置于脑后，掌心向前；目视前方（图 1-40E）。

（4）上体向左侧屈，经前向右环绕；经右侧起身，目视前方（图 1-40F ～
图 1-40H、图 1-41A ）。

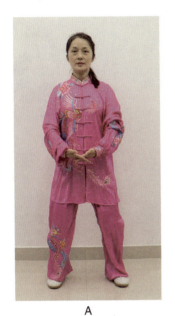

A

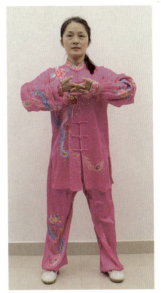

B

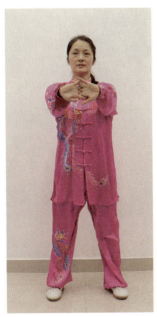

C

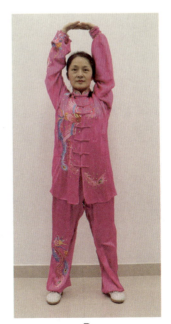

D

图 1-40

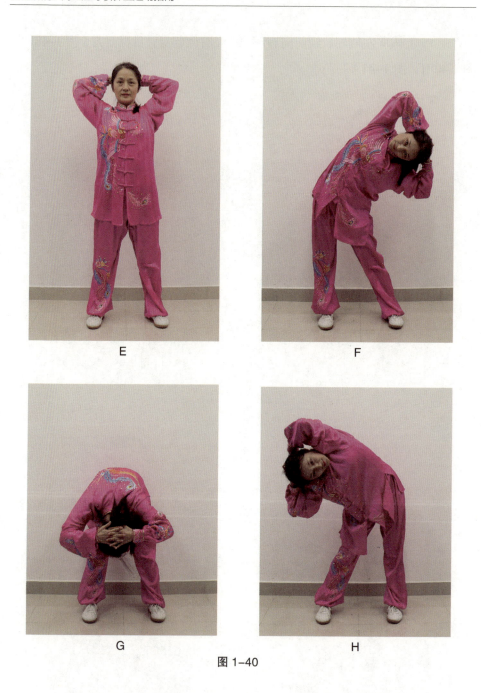

图 1-40

（5）两臂向前伸展合抱于胸前，屈肘两掌经胸前下按至腹前，掌心向下，掌指斜相对；目视前方（图 1-41B ～图 1-41D）。

（6）动作六至十同动作一至五，唯方向相反。

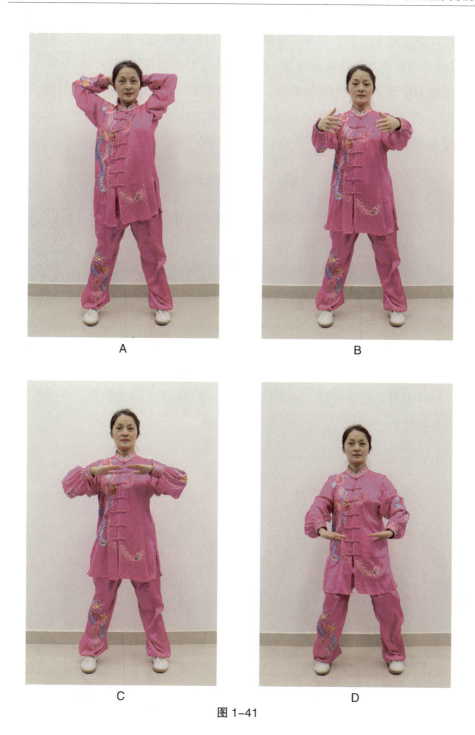

图 1-41

本式一左一右为一遍，重复三遍。

[**注意事项**] 两掌下按接旋臂翻掌，两肘下沉微向后引，插步下蹲同时上体保持直立向后拧转，配合呼气；起身上步时要控制身体重心，配合吸气。

[**练习步骤**] 可采用分解教学，先教下肢动作，然后结合上肢动作进行慢速练习，提示手臂的旋转与下肢的配合；再常速练习，强调动作与呼吸的配合。

[**易犯错误**] 拧身穿掌，耸肩、拱背、动作不稳。

第八式　拨云势

（1）接上第七式。两膝缓缓伸直，两臂向后伸，掌心向后，目视前方（图1-42A）。

（2）屈膝，两掌下按，向外旋转，随之两掌下落至体侧，指尖向下；然后伸膝提踵，同时两掌沿体侧摩运上提耸肩，目视前方（图1-42B、图1-43A）。

（3）脚跟下落，沉肩，两掌向胸前合拢，指尖相对，掌心向上；目视前方（图1-43B）。

（4）屈膝，两臂内旋，向前下方插掌，掌背相对，低头拱背，目视前下方（图1-43C）。

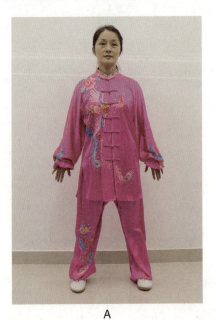
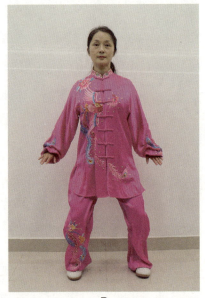

A　　　　　　　　　　　　B

图1-42

（5）两膝缓缓伸直，上体前伸，两肩放松，两臂继续前伸，头与肩平，目视下方（图1-43D）。

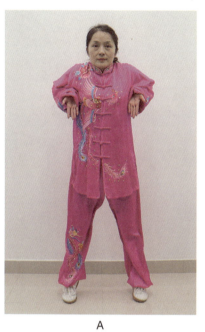

A

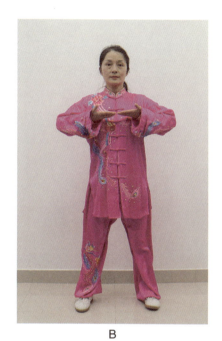

B

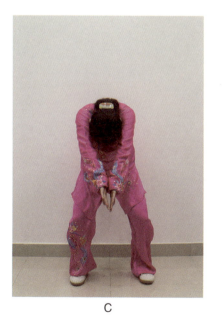

C

D

图 1-43

（6）上体缓缓直立，两臂外旋，经两侧合抱于胸前，屈肘两掌经胸前下按至腹前，掌心向下，掌指斜相对；目视前方（图1-44A～图1-44C）。

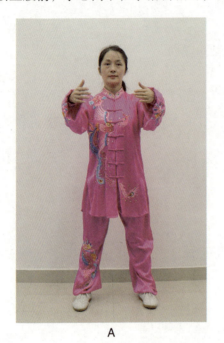

A

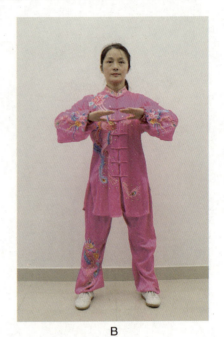

B

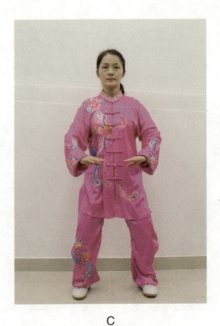

C

图1-44

本式重复三遍。

[**注意事项**]提踵耸肩，要收腹提肛，配合吸气；插掌拱背要充分，配合呼气；伸膝前俯身，两间放松，躯干伸展，两臂前伸，意念在食指，动作不停顿接上体缓缓直立，至两臂合抱，一气呵成，配合吸气。

[**练习步骤**]可采用分动教学，明确每一动上下的配合，通过定式强化动作本体感觉进行慢速练习；再常速练习，强调动作与呼吸的配合。

[**易犯错误**]按掌旋腕不充分，肩关节动作僵硬，拱背和躯干前伸转换不清。

第九式　振翅势

（1）接上第八式。两掌合掌于腹前，向上穿掌至胸前，指尖向上，目视前方（图1-45A、图1-45B）。

（2）两掌合掌向前推，抬头，肩颈争力；随之两臂经头上方向后置于脑后，继续保持合掌，目视前方（图1-45C～图1-45F）。

（3）上体缓缓前屈大于90°，两肘用力夹紧，目视下方（图1-45G）。

（4）上体缓缓直立，两肘用力外张，目视前方（图1-45H）。

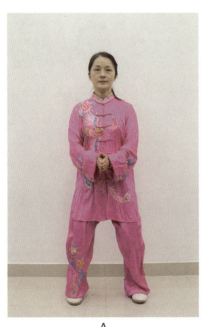

A

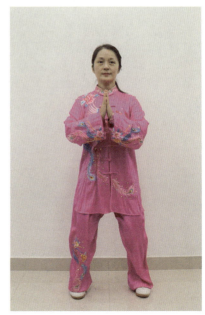

B

图1-45

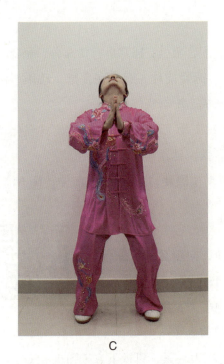

C

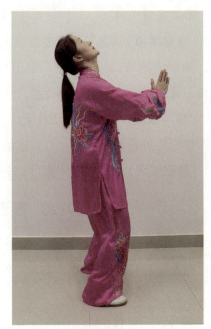

D（侧面）

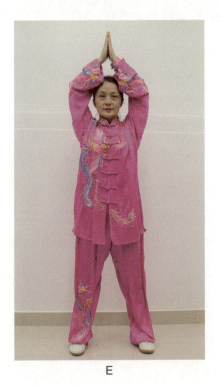

E

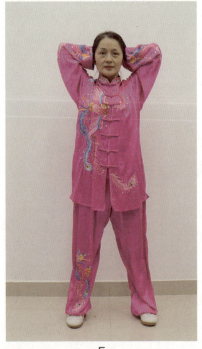

F

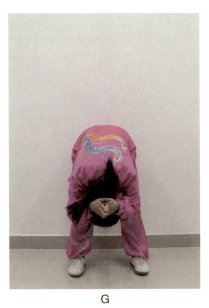

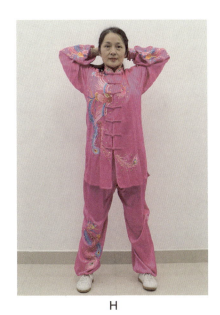

G　　　　　　　　　　　　　　H

图 1-45

（5）两掌经耳侧向前推掌，随之两臂外旋合抱于胸前，屈肘两掌经胸前下按至腹前，掌心向下，掌指斜相对；目视前方（图 1-46A ～图 1-46D）。

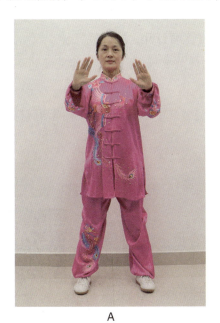

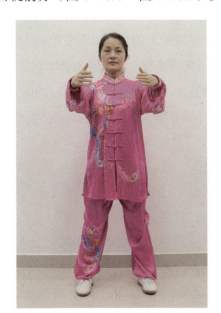

A　　　　　　　　　　　　　　B

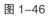

图 1-46

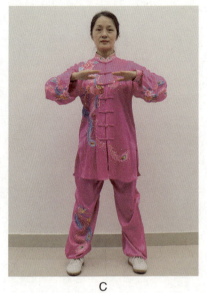
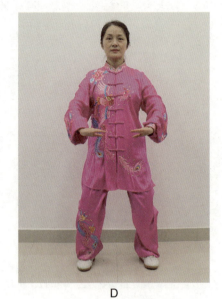

C   D

图 1-46

本式重复三遍。

[注意事项] 两掌合掌前推，慢慢抬头，控制好身体平衡，配合呼气；身体向前俯身要从颈椎逐节弯曲，同时两肘充分夹紧，配合呼气；上体缓缓直立，意念从腰椎开始到颈椎逐节伸展，同时两肩逐渐打开，配合吸气。

[练习步骤] 可采用分动教学，明确各动规范要求，逐渐进行连贯慢速练习；再常速练习，强调动作与呼吸的配合。

[易犯错误] 合掌前推，身体后仰；身体缓缓直立时，两肘关节未能伸展打开。

收 势

（1）接第九式。两臂内旋，两掌分别向两侧摆起，约与髋同高，掌心向后；目视前方（图 1-47A）。

（2）两臂继续由两侧向上外旋向前合抱于胸前，掌心向内；目视前方（图 1-47B）。

（3）两腿屈膝，同时两臂下落内收回抱于小腹前，掌指斜相对；目视前方（图 1-47C）。

（4）同（1）（图 1-47A）。

（5）同（2）（图1-47B）。

（6）同（3）（图1-47C）。

（7）同（1）（图1-47A）。

（8）同（2）（图1-47B）。

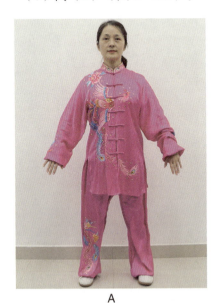

A

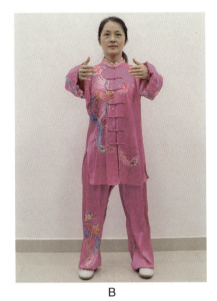

B

C

图1-47

（9）两腿自然伸直；同时，两掌内收回抱叠于关元，男性左手在里，女性右手在里；目视前方（图1-48A）。

（10）两臂缓缓落下垂于体侧，随后左脚提起向右脚并拢，前脚掌先着地，随之全脚踏实，目视前方（图1-48B、图1-48C）。

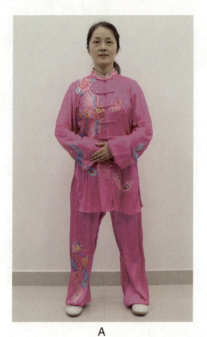
A

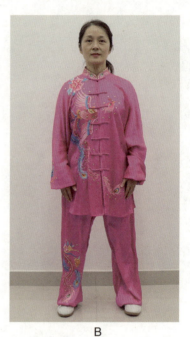
B

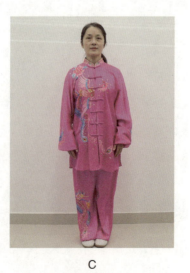
C

图1-48

[注意事项] 两臂由两侧合抱于胸前，配合吸气；两臂下落回收，配合呼气；呼吸要逐渐平和，精神集中，意将气息合抱引入关元。

[练习步骤] 可采用完整领做练习，强调引气归元。

[易犯错误] 两掌运行路线不清。

第七节　慢性肩痛导引养生功法试验研究

慢性肩痛导引养生功法的循证研究，通过与上海市杨浦区疾病预防控制中心和四平社区卫生服务中心合作，对纳入的 45 ～ 74 岁符合慢性肩痛诊断标准的 40 例患者开展随机对照试验研究，其中试验组 20 例（脱落 2 例）、对照组 20 例（脱落 3 例）。试验组进行为期 12 周、每周 2 次、每次 60 分钟的慢性肩痛导引养生功法的练习，对照组在保持原有的生活方式基础上开展健康知识主题教育讲座。

一、研究内容及结果

1. 试验组与对照组的基本资料

年龄、性别、病程和试验前肩关节功能（Constant-Murley）评分、状态—特质焦虑（STAI）评分、SF–36 生活质量量表评分，经统计学分析，显示两组差异均无统计学意义（$P > 0.05$），组间具有可比性。

2. 肩关节功能（Constant-Murley）评分结果

（1）试验组与对照组运动干预前后疼痛评分差异有统计学意义（$P < 0.05$）。运动干预后，试验组的疼痛评分明显升高（图 1–49），且运动干预前后疼痛评分差异具有统计学意义（$P < 0.05$），对照组试验前后疼痛评分变化较小，评分差异无统计学意义（$P > 0.05$）。

（2）试验组与对照组运动干预前后日常生活活动能力评分差异具有统计学意义（$P < 0.05$）。运动干预后，试验组的日常生活活动能力评分明显升高，且运动干预前后日常生活活动能力评分差异具有统计学意义（$P < 0.05$），对照组试验前后日常生活活动能力评分变化较小，评分差异无统计学意义

（$P > 0.05$）。

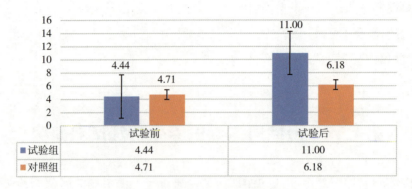

图 1-49　试验前后两组疼痛评分比较

（3）试验组与对照组运动干预前后肩关节角度评分差异具有统计学意义（$P < 0.05$）。运动干预后，试验组的肩关节角度评分明显升高（图 1-50），且运动干预前后肩关节角度评分差异具有统计学意义（$P < 0.05$），对照组试验前后肩关节角度评分变化较小，评分差异且无统计学意义（$P > 0.05$）。

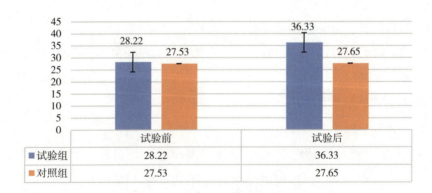

图 1-50　试验前后两组肩关节角度评分比较

（4）运动干预前后，试验组与对照组的肌力评分差异无统计学意义（$P > 0.05$）。试验前后两组各自组内比较，试验组与对照组肌力评分略有提高，但评分差异无统计学意义（$P > 0.05$）。

（5）运动干预后，试验组与对照组的总体疗效率评定比较差异（图 1-51）

具有统计学意义（$P < 0.05$）。

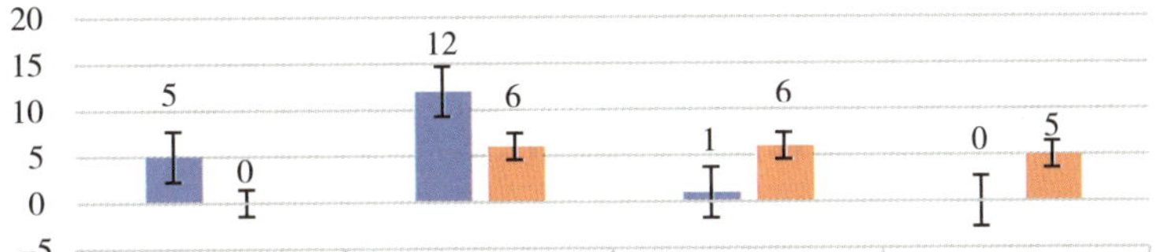

	治愈	显效	有效	无效
■试验组	5	12	1	0
■对照组	0	6	6	5

图 1-51　两组总体疗效比较

3.状态—特质焦虑（STAI）评分结果

试验组与对照组运动干预前后状态焦虑、特质焦虑评分差异均具有统计学意义（$P < 0.05$）。运动干预后，试验组状态焦虑、特质焦虑评分评分明显降低，且运动干预前后状态焦虑、特质焦虑评分差异具有统计学意义（$P < 0.05$），对照组试验前后状态焦虑、特质焦虑评分变化较小，评分差异无统计学意义（$P > 0.05$）。

4.SF-36 生活质量评分结果

试验组与对照组运动干预前后生活质量评分差异均具有统计学意义（$P < 0.05$）。运动干预后，试验组生活质量评分明显提高，且运动干预前后生活质量评分差异具有统计学意义（$P < 0.05$），对照组试验前后生活质量评分变化较小，且评分差异不具有统计学意义（$P > 0.05$）。

二、研究启示

（1）基于中医养生典籍的导引养生功法能够有效缓解中老年慢性肩痛患者的疼痛症状，增加肩关节的活动范围，提高肩关节活动能力。

（2）基于中医养生典籍的导引养生功法能够有效改善中老年慢性肩痛患者的状态焦虑和特质焦虑，对心理状态的调节起到一定的积极作用。

（3）基于中医养生典籍的导引养生功法能够有效改善中老年慢性肩痛患者身体、心理等方面的体验，提高患者生活质量。

（4）基于中医养生典籍的导引养生功法可以作为改善慢性肩关节疼痛患

者的辅助治疗方式进行推广。

第八节　慢性肩痛导引养生运动处方及注意事项

关节痛是临床常见的症状之一，其病因较为复杂，影响着全球数以百万计的人。肩部是人体活动范围最大的关节，也是疾病的好发、多发部位，在当下快节奏的现代生活中，越来越多的人出现肩痛的症状并受其影响，由肩关节疾病引起的疼痛发生率仅次于头痛和腰腿痛，居于第三位。中医学将肩关节疼痛归属于痹证的范畴，是由风、寒、湿等邪气侵袭人体而形成，风邪入侵表现为肢节疼痛，游走不定；寒邪入侵表现为肢体重度疼痛，遇热则缓，遇冷加剧；湿邪入侵表现为关节疼痛难忍，肌肉酸楚麻木。从现代医学角度对肩关节疼痛的研究中可知，年龄增长，身体各项机能如循环、代谢、免疫功能下降，或长期处于阴寒潮湿的环境，或慢性肌肉劳损，或骨折外伤等这些内在、外在因素使得肩关节周围软组织发生退行性改变，引发肩部疼痛。许多人出现肩痛后未能及时治疗，平时也缺乏肩部护理的基本理论知识以及功能锻炼，长此以往造成肩关节周围软组织粘连，由起初表现出的酸痛、沉痛、冷痛、刺痛，逐渐加重，严重时剧痛不可触摸，甚至引发颈部、肘部、脊柱等其他部位的疼痛。

推荐的生活方式改变内容包括肩部保暖措施，采用适宜的饮食，参加可以增强肩颈处肌肉的习惯性体力活动。以达到以下目的。

（1）积极改善肩部的血液循环及代谢。

（2）减轻疼痛，加速关节功能障碍的恢复。

（3）松解关节粘连，增加关节活动度。

（4）缓解肌肉痉挛，增强关节周围肌肉力量。

（5）减轻应激反应，稳定情绪，抑制心身紧张，消除焦虑状态。

一、运动前的测试

在测试前，根据肩痛患者的疼痛水平、其他危险因素，推荐的运动测试包含以下三点。

（1）肩关节严重疼痛（影响生活，不能自理）的患者进行运动前，应先咨询医师。如果没有咨询医师，则应该给予充足的时间，以极低或者低强度水平进行热身。

（2）属于高危人群的肩痛患者在进行运动测试前应先进行医学评估。评估的内容根据要进行的运动强度和参加测试个体的临床情况不同而不同。

（3）应用多种量表监测运动测试中的疼痛程度，包括视觉数字疼痛量表、Borg CR10 等。

二、运动处方

相比于药物用于直接缓解疼痛，运动疗法可让疼痛患者根据机体对疼痛程度的感知调整运动强度、运动频率，具有可控制性。有研究已经证实运动疗法在慢性疼痛治疗中简单安全，不容易引起其他功能紊乱，其治疗时产生的不良反应发生率较低。国内外的临床研究包含各种类型的运动疗法，如肌力训练、稳定性训练、牵伸训练等。通过训练，恢复或改善关节周围软组织的伸展性，提高关节活动范围，加强深层肌肉力量，提高肩关节的稳定性和运动控制能力，降低损伤发生率。对肩痛患者推荐以下的运动处方。

（1）频率：尽量每天进行有氧运动（太极拳、健身气功、导引养生功）；每周进行 2～3 天的抗阻运动（初练者可进行每周 1 次抗阻运动，再逐级递增）；尽量每天进行柔韧性训练。

（2）方式：有氧运动，如太极拳、健身气功、导引养生功、广播健身操、广场舞和游泳；抗阻运动可使用器械或自由负重，由 6～10 种涉及肩关节及周围肌肉群的不同训练动作组成；柔韧性运动可采用健身气功、导引养生功等。

（3）强度：中等强度的有氧运动［即 40%～60% 的储备摄氧量（VO_2R）］；以 40%～80% 1 组最大重复次数（1-RM）强度进行抗阻运动；在关节活动范围内且无疼痛感增加的状态下运动。

（4）时间：每周累计至少 150 分钟中等强度的有氧运动；抗阻运动至少一组，每个动作重复 8～12 次，逐级增加；动力性运动达到 10 次，静力性运动拉伸保持 10～30 秒。

（5）进度：任何运动处方中的运动进度都应是循序渐进的，尤其是没有运动经历及肩部严重疼痛的患者更应注意这一点。

三、注意事项

（1）充足的准备活动与放松活动非常重要，可以减缓疼痛感。准备活动与放松活动应注意是在全关节活动范围内进行的强度很低的有氧运动。

（2）合理安排生活。生活要有规律，能保证足够的睡眠时间，劳逸结合，戒除烟酒。

（3）注意饮食，少吃生冷、辛辣的食物。

（4）注意运动强度的合理安排。在能接受的运动强度范围内，运动时间尽量不要低于推荐量。在运动过程中，肩部疼痛感增加时，应立即终止运动，切勿逞强硬撑继续运动。

参考文献

[1] 熊常初. 略议导引养生 [J]. 湖北中医药大学学报，2013，15（3）：49-50.

[2] 李红娟，王正珍，隋雪梅，等. 运动是良医：最好的循证实践 [J]. 北京体育大学报，2013，36（6）：43-48.

[3] 熊惠秀，董鸿雁，潘绵，等. 谈五禽戏在肩关节功能障碍康复护理中的应用 [J]. 中医临床研究，2016，8（21）：11-12.

[4] CHEN HH，YEH ML，LEE FY. The effects of Baduanjin qigong in the prevention of bone loss for middle-aged women[J]. Am J Chin Med，2006，34（5）：741-747.

[5] HSU MC，WANG TS，LIU YP，et al. Effects of Baduanjin exercise on oxidative stress and antioxidant status and improving quality of life among middle-aged women[J]. Am J Chin Med，2008，36（5）：815-826.

[6] 王宾，马士荣，胡莺. 健身气功易筋经锻炼对骨骼肌减少症患者康复效果的影响 [J]. 中国老年学志，2016，36（4）：898-899.

[7] Bongers PM. The cost of shoulder pain at work[J]. BMJ, 2001 Jan 13；322：64–65.

[8] 闫松 . 黄帝内经 · 痹病篇 [M]. 北京：线装书局，2010.

[9] 谢烽 . 太极拳运动与功能锻炼对肩周炎康复效果的对比研究 [D]. 上海：上海体育学院，2014.

[10] Chakravarty K，Webley M.Shoulder joint movement and its relationship to disability in the elderly[J].Rheumatol，1993：20（8）：1359–1361.

[11] Tuhina Neogi，江颖颖，赵华 .IASP 关节痛文献资料，《中国疼痛医学杂志》组织翻译第九篇：关节痛的流行病学 [J]. 中国疼痛医学杂志，2016，22（6）：481.

[12] 丁树栋 . 中医辨治关节痛 [C]// 中国中西医结合学会骨伤科分会 . 第二十四届中国中西医结合骨伤科学术年会论文汇编 . 山东：山东省诸城市精神卫生中心，2017：1.

[13] 王执中 . 针灸资生经 [M]. 向显衡，章威，整理 . 北京：人民军医出版社，1999.

[14] 戴元礼 . 秘传证治要诀及类方 [M]. 北京：商务印书馆，1955.

[15] 林佩琴 . 类证治裁 [M]. 孔立，校注 . 北京：中国中医药出版社，1997.

[16] 高秉钧 . 疡科心得集 [M]. 田代华，田鹏，点校 . 天津：天津科学技术出版社，2004.

[17] 曾海辉，伍少玲 . 肩关节周围炎患者对关节松动手法与传统手法治疗的接受率比较 [J]. 中国临床康复，2004（32）：7114–7115.

[18] 宋佳 . 颈肩痛的流行病学调查 [D]. 上海：第二军医大学，2009.

[19] 周辉 . 用系统理论方法从整体观探讨肩周炎的发病机理 [J]. 按摩与导引，1992（1）：12–13.

[20] 王正和，廖军锋 . 龙氏揉按手法缓解急性颈肩肌损伤疼痛 235 例 [J]. 中国临床康复，2004，8（5）：835.

[21] Tanishima T，Yoshimasu N. Development And Prevention of frozen shoulder after acute aneurysm surgery[J].Surg-Neurol，1997，48（1）：

19–22.

[22] 王震寰，杨其云，王春，等．肩胛上神经感觉支分布与肩痛关系的探讨 [J]．蚌埠医学院学报，1996（5）：297–298.

[23] 褚立希，郑效文，冯逸松．慢性损伤性肩关节周围炎的实验病理研究 [J]．上海中医药杂志，1994（9）：45–46.

[24] Shiri R，Martimo KP，Miranda H，et a1. The effect of workplace intervention on pain and sickness absence caused by upper-extremity musculoskeletal disorders[J]. Scand J Work Environ Health，2011，37（2）：120–128.

[25] Miranda H，Viikari-Juntura E，Martikainen R，et al.A prospective study of work related factors and physical exercise as predictors of shoulder pain[J].Occupational and Environmental Medicine，2001，58（8）：528–534.

[26] Skov T，Borg V，Orhede E.Psychosocial and physical risk factors for musculoskeletal disorders of the neck，shoulders，and lower back in salespeople.[J].Occupational and Environmental Medicine，1996，53（5）：351–356.

[27] Siivola SM，Levoska S，Latvala K，et al. Predictive factors for neck and shoulder pain：a longitudinal study in young adults[J].Spine，2004，29（15）：1662–1669.

[28] Joynt RL.The source of shoulder pain in hemiplegia[J].Arch Phys Med Rehabil，1992，73（5）：409–413.

[29] 何勇，刘威，王大明，等．肩周炎疼痛机制研究进展 [J]．中国运动医学杂志，2016，35（10）：987–990.

[30] Li W，Lu N，Xu H，et al.Case control study of risk factors for frozen shoulder in China[J].Int J Rheum Dis，2015，18（5）：508–513.

[31] Sobel JS，Winters JC，Groenier K，et al.Physical examination of the cervical spine and shoulder girdle in patients with shoulder complaints[J] Journal of Manipulative and Physiological Therapeutics，1997，20（4）：

257-262.

[32] 李奇志.脊柱病变与颈肩腰背痛的相关性：50 例分析 [J]. 中国临床康复，2005（2）：28.

[33] Kebaetse M，McCLure P，Pratt NA.Thoracic position effect on shoulder range of motion，strength，and three-dimensional scapular kinematics[J]. Archives of Physical Medicine and Rehabilitation，1999，80（8）：945-950.

[34] 王莉莉，雷蕊.火针联合中药汤剂、康复治疗肩周炎 35 例 [J]. 针灸临床杂志，2009，25（2）：25.

[35] 罗晓舟，唐纯志，杨雪捷，等.针灸治疗肩周炎有效性 Meta 分析 [J]. 中国中医基础医学杂志，2017，23（4）：586-591.

[36] 陈广升.理筋点穴推拿法治疗风寒湿型肩周炎 55 例临床观察 [J]. 新中医，2015，47（9）：186-188.

[37] van der Windt. DA，Koes BW，Devillé W，et al. Effectiveness of corticosteroid injections versus physiotherapy for treatment of painful stiff shoulder in primary care：randomized trial[J]. BMJ，1998，317（7168）：1292-1296.

[38] Zhou YZ，Zhang YZ，Yang GZ，et al. Needle-knife closed solution combined with minor adjusting of spine for the treatment of neck-shoulder syndrome[J].China Journal of Orthopaedics and Traumatology，2013，26（8）：702-704.

[39] Meier G，Bauereis C，Maurer H.The modified technique of continuous suprascapular nerve block.A safetechnique in the treatment of shoulder pain[J].Der Anaesthesist，2002，51（9）：747-753.

[40] 李国中.中药内服外敷配合手法治疗肩袖撕裂 22 例 [J]. 江西中医药，2002（1）：38.

[41] 王脐橙，练友玲，唐俊.体外冲击波结合中药内服治疗肩周炎临床观察 [J]. 实用中医药杂志，2018，34（8）：917.

[42] 朱守荣，于生元，刘郑生，等.非甾体抗炎镇痛药治疗颈肩腰背痛的

临床分析 [J]. 中国疼痛医学杂志，2003（4）：195-198.

[43] Patel VG，Kalakuntla V，Fortson J K，et al.Stercoral perforation of the sigmoid colon：Report of a rare case and its possible association with nonsteroidal anti-inflammatory drugs[J].The American surgeon，2002，68（1）：62-64.

[44] 唐波，任维玲 . 复方阿片类镇痛药在疼痛治疗中的应用研究 [J]. 中国疗养医学，2019，28（10）：1051-1053.

[45] Bal A，Eksioglu E，Gulec B，et al.Effectiveness of corticosteroid injection in adhesive capsulitis[J].Clinical Rehabilitation，2008，22（6）：503-512.

[46] Altman RD，Akermark C，Beaulieu AD，et al. Efficacy and safety of a single intra-articular injection of non-animal stabilized hyaluronic acid （NASHA）in patients with osteoarthritis of the knee[J]. Osteoarthritis Cartilage，2004，12（8）：642-649.

[47] Blaine T，Moskowitz R ，Udell J，et al. Treatment of persistent shoulder pain with sodium hyaluronate：a randomized，controlled trial[J].The Journal of Bone and Joint Surgery，2008，90（5）：970-979.

[48] Kim SH，Kim YH，Lee HR，et al. Short-term effects of high-intensity laser therapy on frozen shoulder：A prospective randomized control study[J].Manual Therapy，2015，20（6）：751-757.

[49] 丁海涛，唐学章，贾云芳，等 . 冲击波联合推拿治疗肩周炎的临床疗效观察 [J]. 中国康复医学杂志，2013，28（5）：468-470.

[50] 赵联伟，唐晨 . 手法加针灸配合超激光治疗肩周炎 87 例 [J]. 中国疗养医学，2013，22（11）：998-999.

[51] 胡任重,罗国华,陈伟忠,等.社区60岁以上老人慢性疼痛干预疗效 [J]. 中国老年学杂志，2012，32（18）：4021-4022

[52] Jung SH，Yoon KJ，Lim JY，et al. The impact of shoulder muscle performance on functional disability in patients with shoulder pain[J].

Medicine and Science in Sports and Exercise，2005，37（Supplement）.

[53] Park SI，Choi YK，Lee JH，et al. Effects of shoulder stabilization exercise on pain and functional recovery of shoulder impingement syndrome patients[J]. Journal of Physical Therapy Science，2013，25（11）：1359-1362.

[54] Turgut E，Duzgun I，Baltaci G. Stretching Exercises for Shoulder Impingement Syndrome：Effects of 6-Week Program on Shoulder Tightness，Pain and Disability Status[J].Journal of Sport Rehabilitation，2017：1-20.

[55] van den Dolder PA，Ferreira PH，Refshauge KM. Effectiveness of soft tissue massage and exercise for the treatment of non-specific shoulder pain：a systematic review with meta-analysis[J].British Journal of Sports Medicine，2014，48（16）：1216-1226.

[56] Atilgan E，Aytar A，Çağlar A，et al.The effects of clinical pilates exercises on patients with shoulder pain：A randomised clinical trial[J]. Journal of Bodywork and Movement Therapies，2017：S1360859217300207.

[57] 李静，李箭，李鹏程，等.影响原发性冻结肩早期关节镜手术疗效的相关因素分析 [J]. 河北医学，2019，25（4）：679-683.

[58] 刘成日，李成福.肩关节镜手术治疗 28 例老年肩袖损伤的临床疗效观察 [J]. 延边大学医学学报，2018，41（4）：279-281.

[59] Fong S S M，Ng S S M，Lee H W，et al.The effects of a 6-month Tai Chi Qigong training program on temporomandibular，cervical，and shoulder joint mobility and sleep problems in nasopharyngeal cancer survivors[J].Integrative Cancer Therapies，2015，14（1）：16-25.

[60] 汪春，郭知学，陈志刚.4 周八段锦锻炼治疗肩周炎疗效观察 [J]. 中国运动医学杂志，2010，29（3）：285-287.

[61] Lou L，Zou L，Fang Q，et al. Effect of taichi softball on function-related outcomes in older adults：a Randomized control trial[J]. Evidence-Based Complementray and Alternative Medicine，2017（2）：

1-6.

[62] 熊惠秀，董鸿雁，潘绵，等.谈五禽戏在肩关节功能障碍康复护理中的应用 [J].中医临床研究，2016，8（21）：11-12.

[63] 李程秀，贺生飞，吴博，等.八段锦锻炼对中老年肩周炎患者的康复影响 [J].辽宁体育科技，2010，32（5）：43-44+52.

[64] 沈志方，朱高峰，沈清河，等.易筋经锻炼配合推拿治疗肩关节周围发炎的临床观察（英文）[J].Journal of Acupuncture and Tuina Science，2017，15（4）：285-289.

[65] 吕不韦.吕氏春秋 [M].云南：云南人民出版社，2010.

[66] 闫松.黄帝内经·经脉篇 [M].北京：线装书局，2010.

[67] 葛洪.抱朴子（全二册）[M].上海：上海古籍出版社，2013.

[68] 王家葵.养性延命录校注 [M].上海：中华书局，2013.

[69] 巢元方.诸病源候论 [M].刘晓峰，校注.北京：人民军医出版社，2006.

[70] 赵立勋，阙再忠，王大淳，等.遵生八笺校注 [M].北京：人民卫生出版社，1994.

[71] 周履靖.赤凤髓 [M].上海：上海古籍出版社，1989.

[72] 胡文焕.养生导引法 [M].上海：上海古籍出版社，1986.

[73] 程宝书，杨超.敬慎山房导引图 [M].北京：军事军医科学出版社，2006.

[74] 曹庭栋.老老恒言 [M].王振国，刘瑞霞，整理.北京：人民卫生出版社，2012.

[75] 王组源.内功图说 [M].北京：人民卫生出版社，1982.

[76] 颜隆，贺娟.论五行学说起源、发展和演变 [J].北京中医药大学学报，2016，39（9）：709-713.

[77] 孙晨耀，张其成.由"五行 - 五脏"配属演变论及"肝脾"位置 [J].中华中医药杂志，2022，37（12）：6987-6991.

[78] 魏刚.论养生思想的阴阳五行说 [J].体育文化导刊，2014（10）：169-172.

[79] Luime JJ, Koes BW, Hendriksen IJ, et al. Prevalence and incidence of shoulder pain in the general population: a systematic review[J]. Scandinavian Journal of Rheumatology, 2004, 33（2）: 73–81.

[80] Tejera-Falcón E, Toledo-Martel NDC, Sosa-Medina FM, et al. Dry needling in a manual physiotherapy and therapeutic exercise protocol for patients with chronic mechanical shoulder pain of unspecific origin: a protocol for a randomized control trial[J]. BMC Musculoskeletal Disorders, 2017, 18（1）: 400.

[81] Kietrys DM, Palombaro KM, Azzaretto E, et al. Effectiveness of dry needling for upper-quarter myofascial pain: a systematic review and meta-analysis[J]. The Journal of Orthopaedic and Sports Physical Therapy, 2013, 43（9）: 620–634.

[82] Tefner IK, Kovacs C, Gaal R, et al. The effect of balneotherapy on chronic shoulder pain. A randomized, controlled, single-blind follow-up trial. A pilot study[J]. Clinical Rheumatology, 2015, 34（6）: 1097–1108.

[83] Baring T, Emery R, Reilly P. Management of rotator cuff disease: specific treatment for specific disorders[J]. Best Practice & Research Clinical Rheumatology, 2007, 21（2）: 279–294.

[84] Peek AL, Miller C, Heneghan NR. Thoracic manual therapy in the management of non-specific shoulder pain: a systematic review[J]. The Journal of Manual & Manipulative Therapy, 2015, 23（4）: 176–187.

[85] Virta L, Joranger P, Brox JI, et al. Costs of shoulder pain and resource use in primary health care: a cost-of-illness study in Sweden[J]. BMC Musculoskelet Disord, 2012, 13: 17.

[86] Chary-Valckenaere I, Loeuille D, Jay N, et al. Spa therapy together with supervised self-mobilisation improves pain, function and quality of life in patients with chronic shoulder pain: a single-blind randomised controlled trial[J]. Int J Biometeorol, 2018, 62（6）: 1003–1014.

第二章

高血压导引方

第一节 概 述

我国中医运动养生、治病防病起步早，内容较为丰富，不仅拥有深厚的气血学说、脏腑学说、经络学说等理论基础，还拥有几千年丰富的实践经验。先秦时期，人们会通过"消肿舞"等活动自己的身体，以达到以舞宣导、通利关节、治病防病的效果。《教坊记》等文献中记载阴康氏时期人们长期处在潮湿、积水聚集等地，或者阴凝滞伏的天气环境下，较易患病，导致"重腿"等疾，阴康氏"始制舞"通过舞蹈进行身体的锻炼，利通关节防治腿疾等。在《黄帝内经》中记载，"其病多痿厥寒热，其治宜导引按跷，故导引按跷者，亦从中央出也"，由此可见，导引按跷在当时多作为治疗痿厥寒热病的一种方法。

隋朝时期的《诸病源候论》是我国现存最早阐述各科疾病病因、病机、症候的专著，同时针对诸候病症附有导引疗法，但并无药方记载。全书共分成67门，载列1739条症候、200多条导引养生功法，其中肝病候、目晕候、目眩候、风头眩候等皆为高血压的阐述。巢元方导引法就是从《诸病源候论》中产生的一套养生功法，该导引法将《诸病源候论》中所有防治疾病的导引功法集合在一起，强调练习该导引法是典型的"有病治病，没病防病"、有助于身心健康的身体运动。由于高血压病症的复杂性，针对高血压症状的导引方多有不同创编思想和记载，如《陈希夷二十四气导引坐功图势》是在《遵生八笺》中刊载的导引功法，由陈希夷遵循阴阳五行学说、脏腑学说、经络学说及大自然二十四节气的变化而创编，其中"立冬十月节坐功图"通过"每日丑寅"时段，"正坐，拗颈"且"左右顾、两手左右托"的动作形式，加之吐纳与叩齿辅佐，可以治疗头痛、眩冒、目肿痛、肝逆等疾病。《赤凤髓》

中提到的"荣成公静守谷神式"与"鸣天鼓"一式颇为相似，都是通过手按双耳后，弹天鼓 36 次加之叩齿吐纳后，用于治疗头痛；"寇仙鼓琴"又名"摇天柱"，头向左转扭项、扭背，可以治疗头痛、诸风与血脉不通。《诸仙导引图》中"傅元虚抱顶诀"通过按抱顶门、闭目凝神来治疗头昏症状。

现代研究中，八段锦、五禽戏等功法对调理原发性高血压也展现出一定的优势，即调理气血、活络筋骨，增强心脏的射血功能，改善血管的伸展性和舒张性，从而降低血压。此次研究本着承古融今的思想，将中医典籍记载的单个导引功法动作，按疾病分类依据特定原则新编成套，突出导引功法的针对性，研究其独特的作用效果，将会为医学研究领域开创新的天地。

第二节　高血压流行病学特征

高血压是影响人类健康的主要危险因素之一。2015 年中国 18 岁以上人群中已有 2.45 亿的高血压患者。中国慢性病和危险因素监测数据显示，2018 年中国 18 岁以上成年人正常高值血压检出率为 50.9%，也就是说中国成年居民中超过半数的人血压处于正常高值状态。并且呈现出逐年增长趋势，我国高血压患病率已从 1959 年的 5.1% 增长到 2015 年的 23.2% 和 2018 年的 27.5%，而且大量研究显示中国老年人群体高血压患病率更高。有研究表明高血压可以发生于任何年龄，但高发群体年龄 > 40 岁，且该群体的 85%～90% 属于原发性高血压，其病因并不清楚，可能与遗传和环境因素有关。随着老龄化社会的到来，高血压防治工作面临巨大的挑战。

高血压患病率特征还呈现出性别差异。根据美国预防、检测联合委员会第七次报告关于高血压的评估与治疗，高血压在美国 20 岁以上的男性患病率高达 34.5%，女性患病率高达 33.4%。来自美国国家健康与营养调查数据显示，男性高血压前期患病率高于女性（分别是 45% 和 27%）。在中国成年人群体中除高血压患病率高达 27.5% 之外，其致残、致死率也不容忽视，2017 年中国有 254 万人死于收缩压升高，伤残调整寿命年超过 5%。

高血压的临床症状主要表现为收缩压 / 舒张压增高，同时也有一些高血压患者表现出头痛（尤其是后脑勺痛及晨起头痛），并有头晕、眩晕、耳鸣（耳中嗡嗡声或咝咝声）、视觉改变或晕倒发作等症状出现。有研究表明高血压与动脉粥样硬化、急性心肌梗死和心肌病等心血管疾病均相关。既往研究显示，以 120/80 mmHg 为对照，血压 ≥ 130/80 mmHg 时，心血管相关死亡增加56%，脑卒中增加 95%，冠心病风险增加 35%，心肌梗死增加 99%。另外，超重和肥胖与高血压患病率关联最显著，内脏型肥胖与高血压的关系较为密切，随着内脏脂肪指数的增加，高血压患病风险增加。

中国慢性病和危险因素监测数据显示中国高血压患者中仅有 1/3 接受了降压治疗，而血压得到有效控制者仅占 11%。以我国为基础的中国老年患者强化降压研究发现，65 ～ 79 岁老年人血压 ≥ 140/90 mmHg 应该开始药物治疗，≥ 80 岁老年人舒张压 ≥ 150 mmHg 可开始药物治疗。对于身体条件比较衰弱的老年综合征患者，启动药物治疗的时机可适当放宽。由 85 个国家高血压社团和联盟组成的世界高血压联盟（WHL）认为，世界范围内 50% 以上的高血压患者不了解自身情况，而降低血压和致命并发症的风险主要在于改变生活方式与药物控制。其中药物带来的不良反应以及个人或社会的经济负担，使得补充或替代医学治疗措施显得尤为重要。

第三节　中西医论高血压

一、中医对高血压病因病机的研究

高血压在中医各种文献典籍中被称为"头风""头痛""阳亢""目眩头晕""肝阳""脉胀"，是多种复杂病因、病机形成的一种心脑血管疾病，不同类型高血压发病的原因是不同的。《黄帝内经》认为"诸风掉眩，皆属于肝"，其意思是指表现为抽搐、眩晕的风证多属于肝；"髓海不足，则脑转耳鸣，胫酸眩冒，目无所见，懈怠安卧"就是说肾精不足，不能生髓，无以充养于脑，则眩晕、耳鸣，小腿酸胀，视物模糊，懈怠嗜睡。《诸病源候论》认为"风头眩者，由血气虚，风邪入脑，而引目系故也"，提到高血压由气血两虚、风邪趁着虚的"机会"袭入机体，引发眩晕症状；元朝朱丹溪认为"无痰不作眩"，是由于脾胃损伤，运化失司，痰湿壅盛，清阳不升致使头晕目眩；明朝张介宾提出"无虚不作眩"，多由于年高体虚，肾精亏虚，或久病劳倦，饮食衰少，气血生化乏源致使眩晕。

此外，高血压的病因还在于内虚、内风、内火、瘀血等。陈建红等人认为高血压的病因主要在于"实"和"虚"两个方面，"实"的方面在于肝失疏泄，"虚"的方面在于脾脏气虚、肾气亏损；李雪苓等人认为高血压主要是由于肝肾阴虚所致，另外随着病情的发展血瘀成疾；申春悌等人认为高血压主要发病部位集中于心、肝、脾，发病机制多为"上实下虚"，"上实"是肝火旺盛、痰浊等，"下虚"是脾和肾的阴虚；杨映映等人通过"四型"分类分别探讨了不同类型高血压的病因病机，"火盛类型"高血压的病因病机主要是五脏六腑生郁热，热邪散于血脉后又循经上扰，导致眩晕、头痛、血压上升；"水盛类型"高血压的病因病机主要是脾肾气虚、瘀血久结、化血为水，水邪散至血脉，使血压上升；"寒凝经脉类型"高血压的病因病机主要是寒凉邪气入体，久之血管收缩，血液循环的外周阻力加大，导致血压上升；"肝肾亏虚类型"高血压主要是由于肝虚肾亏、年老血脉不足等导致血压上升。

二、现代医学对高血压病因病理的认识

现代医学主要是从生理学的角度来探索高血压的病因机制。高血压的病因较为复杂，现代医学研究者认为高血压病因至少有 2 种甚至多种，但确切病因病机尚不明确，有待医学科学的进一步深入研究。通过阅读、汇总现代国内外学者的研究成果，认为形成高血压的病因主要有以下因素。

（1）年龄因素：相关研究发现，年龄与高血压之间有着密切的关系，是高血压的独立风险因素。随着年龄的增加，中老年人出现身体各个器官及机体功能下降，患有高血压的可能性也呈现出逐渐增加的趋势，如 2012 年巴西的一项调查研究发现，居民在 20 ～ 29 岁患高血压的可能性为 31%，在 40 ～ 49 岁患高血压的可能性高达 48.3%，在 50 ～ 59 岁患高血压的可能性高达 53.5%。

（2）环境因素：生活环境、气候等条件不同，高血压的患病风险也不同。患者的生活环境与生活习性也是不可忽视的原因之一，相关研究表明生活在空气污染严重区域的人群比生活在空气污染较轻区域的人群患高血压的概率要高很多；噪声污染可能会增加工作或生活在该环境下的人群患高血压的可能性，噪声每增加 10dB，患高血压的可能性就会提高 6%。2015 年的一项大型的全国调查显示，高血压患病率排在全国第三位，北方高血压患病率高于南方，新疆、青海等地的高血压患病率位居全国前列，这与患者生活的地理环境影响是分不开的。

（3）肥胖因素：肥胖人群患高血压的风险要大大高于 BMI 在标准范围内的人群。有学者通过实验研究发现患者的高血压严重程度与 BMI 呈现正相关，认为患者的脂肪含量过多，腹部脂肪囤积过多，造成代谢紊乱，从而引发高血压、糖尿病。杨丽睿等人认为人体肥胖后产生一系列的脂肪因子（包括脂联素、抵抗素等）导致水钠潴留，在高血压发病机制中发挥着重要的作用。

（4）血管硬化：导致血压上升、形成高血压的重要因素之一是动脉血管硬化。在动脉中，脂质在血管内皮下淤积形成粥样斑块，最终形成动脉粥样硬化。这由于内皮功能受损，同时促进了血小板的凝聚、黏附及纤维蛋白原沉积，导致血管的弹性下降、内皮增厚所致。国内一些学者通过实验研究发现，高血压患者的动脉僵硬度与血脂之间联系密切，患者动脉僵硬度增加，血脂就会就存在紊乱现象，并出现甘油三酯（TG）水平显著上升、高密度脂蛋白胆固醇（HDL-C）水平显著下降等现象。

（5）神经系统失调：有学者研究认为高血压的发生机制主要包括中枢神经系统失调及交感神经系统被激活等。张志军等人认为高血压的发病机制是心血管的中枢调节机制和神经功能发生紊乱，从而导致血压升高，最终形成高血压。王宁认为原发性高血压主要是由两方面的原因导致的：一方面是大脑皮质兴奋及抑制功能失调，皮下血管收缩机制占据主导地位，导致分泌过多的去甲肾上腺素致使血管收缩，最终血压上升；另一方面是交感神经兴奋导致肾脏缺血，刺激肾素分泌过多，使分泌失调，致使分泌大量的血管紧张素Ⅱ，动脉血管强烈收缩，致使血压上升。

（6）内分泌系统失调：袁会玲研究团队在实验中发现肾素—血管紧张素

系统（RAS）与高血压患者的靶器官损害密切相关。Husain 在实验研究中发现 RAS 系统活性能够影响血压，通过水解电解质，从而维持内环境稳定，多项研究表明肾素对高血压患者的影响最大，不仅通过血管收缩使血压上升，还能使肾出球小动脉的收缩作用增加超过入球小动脉，增加肾脏压力，此外肾素的分泌量还能导致机体盐容量下降，最终使肾脏灌注量下降，导致靶器官损伤，形成高血压。

（7）吸烟、喝酒、嗜盐、熬夜等不良习惯：Kaplan 等人通过 6 年的随访研究表明，相对低的吸烟累积量（＞5 包 / 年）可致高血压风险增高＞30%；有研究显示，酒精摄入量下降 67%，收缩压（SBP）水平降 3.31 mmHg，舒张压（DBP）水平下降 2.04 mmHg；熬夜会使人们精神紧张、情绪不稳等，有研究结果显示精神紧张者患高血压的可能性是正常人群的 1.18 ～ 1.55 倍。

（8）心理因素：由于目前暂无针对原发性高血压治疗的特异性手段，而且在治疗的过程中，患者容易出现不同程度的焦虑、抑郁等一些负面情绪情感，这些负面情绪与高血压的发病相关因素又有着互为因果的联系，最终形成一种恶性循环，也是造成高血压重要原因之一。多项研究中表明，高血压的发病机制与心血管的中枢调节机制和自主神经功能紊乱相关。Heckbert 等人研究发现抑郁症患者长期处于一种持续性紧张状态，增加血管的紧张性，增大外周血管阻力，最终使血压升高。抑郁、焦虑等不良情绪可能导致交感神经功能激活及心迷走神经活性降低，从而引发心率加快、心输出量的增加、脂代谢异常，内皮系统受损，最终导致血压上升。还有多项研究表明，高血压患者的神经质倾向越明显，其焦虑等不良情绪产生的概率就越大，这是因为此类患者往往较为敏感、情绪波动较大并且过分关注自身疾病，易造成较大的心理压力和精神负担。

（9）其他因素：有研究表明高血压与基因遗传具有一定的相关性。相关研究表明有高血压家族史者、缺乏体力活动者，或糖尿病、高脂血症等患者，患高血压的风险都大大高于正常人群。

三、现代运动对高血压干预治疗研究概况

现代医学采用运动干预高血压的类型主要包括有氧运动、抗阻运动、有

氧加抗阻运动等。Morrin 研究团队通过对高血压成人群体采用等长运动干预，发现 Borg 量表 CR-10 是一种能够自我调节等距握力强度的方法，使握力练习成为一种能负担、可获得的降压方法。国内一项研究通过对不同强度高血压运动干预研究的 Meta 分析，认为在我国中老年高血压群体中，61% ~ 80% 最大心率强度要比 50% ~ 60% 最大心率强度对血压的影响更有效。Collier 研究团队发现进行过抗阻运动的女性高血压患者的 SBP 和 DBP 都下降，甚至比进行有氧运动的血压下降更加明显。Lamina 研究团队发现进行间歇性运动模式的高血压患者的 SBP 与 DBP 都有明显下降。Mota 研究团队针对有氧运动和抗阻运动对高血压进行干预后的影响效果做了实验研究，研究结果表明 20 分钟的跑步机运动与抗阻运动后均能产生运动后低血压，并且在运动后 7 小时内，甚至在整个受试者的常规职业活动中都能降低血压。

随着年龄的增长，中老年人肌肉会萎缩，肌肉力量与耐力均产生退化，没有日常身体活动锻炼，其肌肉—神经系统会进一步产生功能性退化，导致高血压人群中中老年人的生活质量严重下降。通过对 38 项不同频率运动干预研究的 Meta 分析，比较有氧运动下高血压的血压水平变化，发现我国中老年高血压人群运动干预中运动频率为 3 ~ 5 次 / 周的降压效果要优于 6 ~ 7 次 / 周。周平锡对高血压患者运动强度的研究发现，中小强度的运动更有利于血压的降低。通过对高血压运动干预的一项 Mate 分析，发现我国中老年高血压群体运动干预时间每次为 40 ~ 50 分钟的降压效果最好。

四、传统运动功法治疗高血压研究概况

高血压患者采用传统运动干预的运动类型主要包括太极拳、八段锦、五禽戏、易筋经、六字诀等，除已有的传统成套运动方式外，当前研究不断关注有针对性的传统运动干预设计方案，并取得较好的效果。

陈祖森等人对八段锦干预高血压效果进行 Mate 分析（该分析纳入了13 项随机对照试验、885 例高血压患者），结果显示八段锦干预高血压运动最佳运动周期为 6 个月，且患者总胆固醇（TC）、TG、低密度脂蛋白胆固醇（LDL-C）、BMI 等均有显著性改善。张永鹏等人对太极拳干预高血压的

Meta 分析发现，练习太极拳可以使肌肉放松，并且使全身小动脉反射性地得到舒张，调节了动脉血管的弹性，缓解了小动脉血管壁的硬化。金成吉对太极拳干预中老年群体原发性高血压的 Meta 分析结果显示，太极拳干预后收缩压、舒张压均有显著性降低，且干预时间为每次 60 分钟以上的降压效果更加显著。肖春梅研究团队的一项随机对照试验研究，采用每周 5 次、每次 40 分钟的八段锦对原发性高血压患者进行 6 个月的干预，结果发现高血压患者的 SBP、DBP、HDL-C、LDL-C、TC、空腹血糖及血浆 ET-1 等指标均得到明显改善。林嘉豪等通过对八段锦干预高血压研究的 Meta 分析发现，八段锦能够调理气血、活络筋骨，增强心脏的射血功能，改善血管的伸展性和舒张性，从而降低血压。沈爱明、卫燕等学者研究发现五禽戏与太极拳运动均能改善高血压患者的血压和生存质量（$P < 0.05$ 或 $P < 0.01$），但与太极拳组相比，五禽戏组在 SF-36 生活质量量表中的精神健康、活力、情感职能、生理职能等维度改善效果更优。

第四节　高血压导引养生功法渊源

一、中医养生典籍参引概要

本研究通过查阅和分析大量高血压相关史料、专著等，筛选、归纳出 14 本符合条件的相关古籍（表 2-1），其中包括理论型古籍（7 本）和应用型古籍（7 本）。理论型古籍为导引功法的编创提供了理论依据，应用型古籍为导引功法的活化提供了原始素材。

《黄帝内经》包括《素问》和《灵枢》，是我国最早的医学典籍。该书建立了"阴阳五行学说""藏象学说""病因学说""病机学说""病症""诊法"等中医理论。其中对高血压的病名、病位、病因、病机等论述条文颇多，如"肝病，头目眩，胁支满""诸风掉眩，皆属于肝""邪在心，则病心痛，喜悲，时眩仆"等，为创编适合高血压患者锻炼的降压导引功法提供重要理论思想和依据。

表 2-1 高血压相关典籍基本情况

类型	书名	成书年代	作者	备注
理论型	《黄帝内经》	战国	不详	姚春鹏译注
	《难经》	战国	秦越人	
	《抱朴子》	东晋	葛洪	张清华校注
	《养性延命录》	南北朝	陶弘景	钱超尘注
	《黄庭经》	不详	不详	（唐）梁邱子、务成子注
	《摄生消息论》	元	丘处机	钱超尘注
	《景岳全书》	明	张介宾	夏之秋等注
应用型	《诸病源候论》	隋	巢元方	刘晓峰校注
	《遵生八笺》	明	高濂	赵立勋校注
	《赤凤髓》	明	周履靖	
	《万寿仙书》	明	罗洪先	曹若水整理
	《卫生真诀》	明	罗洪先	任廷革校注
	《老老恒言》	清	曹庭栋	王振国等整理
	《敬慎山房导引图》	清	敬慎山房	程宝书等整理

《难经》又名《黄帝八十一难经》，与《黄帝内经》《伤寒杂病论》以及《神农本草经》并称中医的四大名著，是我国传统医学经典著作之一，主要以脉诊、脏腑、经脉、腧穴、疾病为主要内容，采用问答的方式，论述了中医的一些理论问题，为高血压导引养生功法编创提供了可靠的理论基础和依据。

《抱朴子》内容涉猎极广，是我国古代哲学思想的典范。包含内外篇，共有 8 卷（本次创编依据仅涉及内篇内容）。内篇主要讲述了祛病防病、延年益寿的养生之道，强调身体内外"气"的作用，讲究医理，反对巫术迷信，为高血压导引养生功法编创提供了行气、纳气的原理基础。

《养性延命录》全书分为上下两卷，上卷叙述教诫、食诫、杂诫、祈禳等内容，下卷叙述服气疗病、导引按摩、房中术及养性延命的理论与方法。其中"肝脏病者，眼疼、愁忧不乐，呵气出之""人身常动摇，则谷气清，血脉流通，病不生"等思想观念，为高血压导引养生功法的编创提供了"形神兼修"为主的养生原则和理论思想。

《黄庭经》相传为道教魏华存所著，但今有学者详细考证认为魏华存仅为笔录者非作者，作者及成书年代不详。内容包括《黄庭内景经》和《黄庭外景经》，《黄庭内景经》包含着一些医学理论，其中着重阐述了人体五脏及胆腑的生理作用，还认为心是脏腑之王，能知寒热、和营卫、通血脉、调阴阳，《黄庭外景经》主要介绍了关于吐纳行气的方法以及咽津和保精、固精的问题。为高血压导引养生功法的编创提供了呼吸吐纳、叩齿吞津等方法依据以及存思冥想等思想理论。

《摄生消息论》主要以四季养生为主，对不同季节的饮食运动、生活起居等注意事项都有详细阐述，还论述了五脏的病因、病机以及与环境的关系，为高血压患者运动锻炼的时间、方位以及对受损器官的保护和改善提供具有针对性的理论基础。

《景岳全书》共六十四卷，主要论述疾病的病因、病机、辨证诊断、治法方药，为不同病因高血压的功法编创提供了诊治技术与理论基础。

《诸病源候论》详细记载了与高血压相关的症候如"中风候""风头眩候""肝病候""目眩候""目晕候""风眩候"等，其病因多集中于肝阳上亢、气虚血瘀、肝肾两虚等，"诸脏腑之精，皆上注于目，其血气与脉，并上属于脑""肝藏血，血气不足，则肝虚，致受风邪""体虚风邪入脑，则引目，目系急，故令头眩"，并根据病因病机确定运动干预治疗原理和运动原则，为高血压导引养生功法提供了主要的技术基础和依据。

《遵生八笺》从8个方面即清修、四季调理、祛病延年、饮食、起居、娱乐、思修以及炼丹方面进行阐述，该书论述详审，内容全面，为高血压导引养生功法的创编提供了技术指导以及理论依据。

《赤凤髓》全书共三卷，尤以卷二记载的圣真秘传四十六长生图为本研究的主要依据，虽然四十六长生图与《仙传四十九方》的图势中有四十势的功法都极为相近或相同，但通过二者相似部分——对照，发现并无袭承关系，是相对配对完成的著作。《赤凤髓》中"东方朔置帻官舍""寇仙鼓琴""子主披发鼓琴""子英捕鱼"等图势与文字解说，形象展示出治病与坐功，对高血压也有着极为重要的辅助治疗作用，为高血压导引养生功法的编创提供了技术指导。

《万寿仙书》中的"四时坐功却病图"是一种与二十四节气紧密结合的祛病导引功图势，相传为宋代养生家陈抟所传，图势最早出现于明代。其中"谷雨三月中坐功图"能够治疗瘀血，"立冬十月节坐功图"能够治疗胸胁积滞、头痛、眩冒等，为高血压导引养生功法编的创提供了不同的思路与动作素材。

《老老恒言》又名《养生随笔》，主要论述老年人饮食、起居、防病等内容，其中卷二还介绍了一些导引功法，有利于老年人的益寿延年、治病防病。老年人占据本研究对象主要人数，该古籍为高血压导引养生功法的创编提供了一定的参考价值。

《卫生真诀》又名《仙传四十九方》，记载了49种导引动作，通过功法图势、功效、主治、功法操作、辅助药方及歌诀，并加以神仙命名的方式展示出动作图势的疗效。该书以功法与药物结合起来的疗法为主，例如"李老君抚琴图"功法为"盘坐双手按膝，用力搓摩，静默存想，运气四十九口，则气通血融而病除"；"傅元虚抱顶形"主治头昏等。为高血压导引养生功法的编创提供了功法素材。

《敬慎山房导引图》共有24幅图，表示24种导引功法，具有治病作用的16幅，强身作用的8幅，通过文字记载功法的作用、动作要领等，以问答的方式"问头晕目眩如何？曰：宜盘膝坐，以两手掩耳，运片时，击项后四十九，叩齿四十九，主散风气、理头目之虞"以及问答"欲养血脉如何？""问理淤血如何？"等，图文并茂，为高血压导引养生功法的编创提供了合理的依据。

二、高血压导引养生功法的创编原则

1. 中医治方原则

导引功法以丰富历史文献资料为依据，以中医理论为基础，蕴含着中医学"未病先防、即病防变"的思想。通过筛选、参考历代相关的文献资料，"取其精华，去其糟粕"，使设计出的导引动作符合人体经络学说、气血津液学说等相关中医理论。

2. 适宜负荷原则

本套导引功法主要应用对象为中老年高血压以及高血压前期患者，针对此类特定人群采用中等强度的运动负荷，动作难度适宜，保证了本套功法的针对性、安全性、健身性和有效性。

3. 整体锻炼原则

一套导引功法应包括前进、后退、左右、上下不同运动方位，以及前俯后仰、扭转、上引、下蹲等动作，牵拉全身各个肌肉与关节，突出全身经络系统的功能特性，起到对全身的锻炼作用。

4. 动静结合原则

导引功法动作舒展，姿势有动有静、简单大方，有利于中老年人的学习记忆，便于在该群体中推广传播。在舒经活络的同时，注重练养结合，静心调节周身上下，实现调心、调息、调身"三调合一"的动静相宜状态。

5. 内外合一原则

继承传统导引功法的锻炼原则，本套新编功法注重"三调合一"、意气相随、内外合一。不仅注重外在肌肉、骨骼、关节的锻炼，同时做到呼吸与动作、心意与呼吸、动作的配合，要求做到松静自然、内外协调，进而通过调节呼吸系统、运动系统、血液循环系统、神经系统等，达到对高血压患者治疗的积极作用。

三、高血压导引养生功法的理论基础

高血压导引养生功法在中医养生理论基础上结合了自主神经调节原理，主要整理为以下 6 个方面。

1. 精气神学说

精气神学说是中国传统养生的理论基础，被认为是人体生命活动的基本要素。其中精被认为是构成人体和维持人体生命活动的精微物质，并在传统养生理论中受到重视，形成一套"养精""保精""炼精"的方式；气被认为是构成世界万物的基本物质，同样也是构成人体的基本物质，推动人体生命活动的正常进行；神被认为是由气化而来，主宰人的精神活动，失神则不能维持人体正常的生命活动。通过以培精、调气、正神为主的传统养生功法，来达到强身健体、延年益寿的健康状态。

2. 经络学说

经络是全身气血运行，联系脏腑肢节，调节人体各部功能的通道，维持着人体正常运转。经脉是气血运行的"主干道"，而络脉是经脉的分支，纵横交错遍布全身各处。传统养生功法通过肢体的牵拉、引动来刺激经络中气血输注处的穴道、穴位，以达到疏通经络、畅通气血、通利关节的作用。动脉粥样硬化的出现就是气血壅塞的表现之一，通过四肢的牵拉引动，逐渐疏通体内气血壅塞的地方，让气血运行畅通，恢复血液正常的生理功能，辅助恢复高血压患者的身心健康。

3. 阴阳学说

阴阳学说向来在中医学和养生理论中占据重要的位置，中医认为阴阳是人体生命活动的基本属性。在《黄帝内经·素问》中提到"生之本，本于阴阳"。《老子》说："万物负阴而抱阳"，认为万事万物均有阴阳矛盾对立统一的属性。阴平阳秘是古人追求的最佳身体状态，而达到这种状态以协调阴阳为功效的养生功法是必不可少的。这种阴平阳秘的状态一旦被打破，就意味着人体有了疾病。在《黄帝内经·灵枢》中提到，"阴不胜其阳，则脉流薄疾，并乃狂；阳不胜其阴，则五藏之气争，九窍不通"，意思是指当身体阳盛阴衰时，会导致血脉流动极速，甚至可能会令人发狂；当身体处于阴盛阳衰的状态时，会引起五脏不和、九窍不畅等症状的出现。导引，即导气令和、引体令柔，通过肢体的运动来促进身体内外阴阳平衡。神医华佗依据"流水不腐，户枢不蠹"认为，"动摇则谷气得消，血脉流通，病不得生，犹户枢不朽是也。"导引就是通过各种肢体的活动与锻炼，达到平衡阴阳、疏通经络、调和气血、强筋健骨等作用。

4. 藏象学说

脏腑是人体的核心器官，在传统中医学和养生学中，五脏表内与六腑表外协调配合，相互联系，形成了人的生命整体现象。"五脏"也称为"五藏"，各司其职，心主血脉、肝主藏血与疏泄、脾主运化、肺主呼吸、肾藏精主水和主生长发育等。通过腹式呼吸，胸膈有规律的上下运动，对腹腔脏器进行按摩。按摩胃脾肠，促进胃肠道的蠕动，减轻腹腔气滞血瘀，增进消化和吸收功能。

5. 五行学说

五行学说认为宇宙是由金、木、水、火、土五种基本元素所组成的，而自然万物的变化都是这五种元素相生相克、相互作用的结果。在中医学中，金、木、水、火、土是阴阳矛盾运动所产生的，且与五脏的联系甚是密切。心属火、肝属木、脾属土、肺属金、肾属水，通过五行相生相克的理论，五脏也有着相互滋生、相互制约的关系，如：木生火，即肝木济心火，肝藏血，心主血脉，肝藏血生理功能正常有助于心主血脉生理功能的正常发挥；水克火，心属火，肾属水，即肾水能制约心火，肾水上济于心可以防止心火之旺盛。此外，五行还与人体五体、与自然界的五方、四季等相应，如人体肝气旺于春，这样就将肝系统和自然春木之气统一起来，春季养肝、护肝，可起到事半功倍的效果。

6. 自主神经调节原理

自主神经是心血管系统的重要组成部分，包括交感神经和副交感神经两大系统。目前研究表明自主神经异常是原发性高血压形成的重要原因之一，自主神经主要通过参与血管内皮损伤、氧化应激、糖脂代谢异常机制影响高血压的发生。根据当前的研究，有氧运动可降低儿茶酚胺类物质水平，从而抑制交感神经系统的过度激活，降低动脉管壁平滑肌细胞收缩，降低中小动脉的持续性收缩或者痉挛程度；缓慢而深长的呼吸能够激活副交感神经，从而降低高血压患者的血压。笔者前期研究发现太极拳、八段锦等身心运动能够通过促进交感神经和副交感神经的平衡来影响高血压患者的血压水平。高血压新编导引养生功法要求保持呼吸均匀、缓慢而深长，与动作高度协调，有利于增强交感神经和副交感神经的均衡性，调节血管活性物质水平，从而调节机体血压水平。

四、高血压新编导引养生功法的创编步骤

（一）高血压导引养生功法动作溯源

第一式 顶天望月势

动作舒展大方，先抻拉全身加以冥心握固作为起势与第一式之间的过渡连接，起到放松、静心、平抑上逆的肝气、调理身心等作用，使练习者尽快平心静气进入练功状态。不仅舒筋活血刺激全身经络，还能增强呼吸循环系统。

本式冥心握固动作取自《赤凤髓·韩湘子存气》，主治气血衰败。盘坐，两手相擦至热，拭目，然后两手拄定两胁，行功，意引真气上升，运气二十四口（图2-1）。

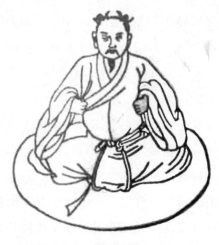

图 2-1

本式上托式动作取自《文八段锦·第七式托天按顶式》，主治头昏脑胀等。取盘坐姿势，伸开所盘两脚，两手指相叉，反掌向上，先将所叉之手放在头顶，用力上托，要像手上有重石，向上托时腰身俱要用力上耸。手托上一次，则放下手按头顶，再托上，共九次（图2-2）。

本式左右按掌动作取自《二十四气坐功却病图》中立冬十月节坐功却病图示，主治四肢满闷，眩冒等。每日丑寅时分（凌晨1时至5时），盘腿而坐，

左手按膝，右手挽左肘，头向右转，两手向左推出，换左右手，右手按膝，左手挽右肘，头向左转。两手向右推出，左右各练习三至五次，然后吐浊纳清，叩齿生津，咽津导气（图2-3）。

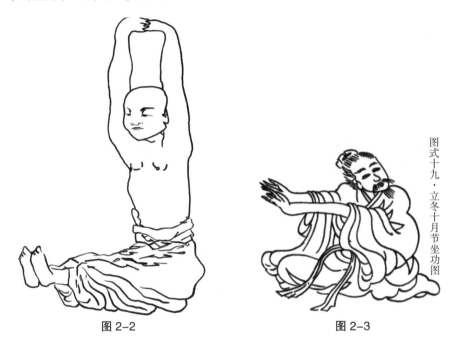

图式十九·立冬十月节坐功图

图2-2   图2-3

第二式　撼动天柱势

动作"鸣天鼓"即击打风池穴，加强头颈部位气血流行，就能够活血通络，减轻症状。主治头痛、眩晕、脑动脉硬化等。

本式"鸣天鼓"的动作取自《敬慎山房导引图》，主治头晕目眩，"或头晕目眩如何？曰：宜盘膝坐，以两手掩耳，运片时，击项后四十九，叩齿四十九，主散风气、理头目之虞。"（图2-4）

同样见于《文八段锦·第一式叩齿集神式》，主治头昏头痛，头晕耳鸣。取盘坐姿势，以两手掩两耳，以第二指叠在中指上，作力放下第二指，重弹脑后，要如击鼓之声，左右各24次。两手同弹，共48次（图2-5）。

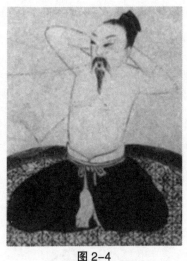

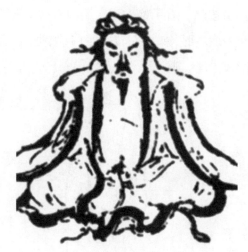

图 2-4   图 2-5

此外在《万寿仙书·诸仙导引图》中有许多类似的记载。

汉钟离鸣天鼓法，"咬牙端坐，闭气，用双手掩耳，击天鼓三十六通，复叩齿二十六遍。治头昏。"（图 2-6）

傅元虚抱顶形法，"端坐，两手搓热，按抱顶门，闭目凝神，吹、呵、鼓气升腾顶上。再行功运气十七口。治头昏。"（图 2-7）

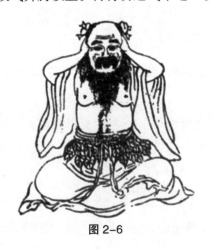

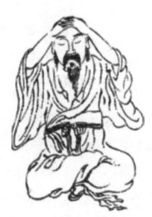

图 2-6   图 2-7

陈泥丸拿风窝法，"端坐，双手抱耳连后脑，运气十二口，合掌十二次。主治潜脑头风。"（图 2-8）

《赤凤髓·容成公静守谷神》，"坐式，咬牙闭气，两手抱耳及枕部，弹颈部三十六下，叩齿三十六次。治头晕耳鸣。"（图2-9）

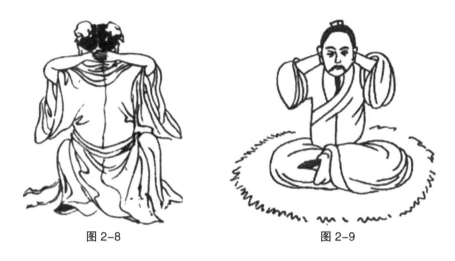

图2-8　　　　　　　　　　　　　　　　图2-9

《赤凤髓·东方朔置帻官舍》，"盘膝坐，两手抱耳及颈部，运气十二口，行功十二次。治头痛。"（图2-10）

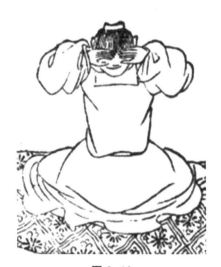

图2-10

本式颈项牵引动作取自《诸病源候论·偏风候》，"偏风者，风邪偏客于身一边也。人体有偏虚者，风邪乘虚而伤之，故为偏风也。其状，或不知痛痒，或缓纵，或痹痛是也。"《诸病源候论·风头眩候》，"风头眩者，由血气虚，风邪入脑，而引目系故也。五脏六腑之精气，皆上注于目，血气与脉并于上系，上属于脑，后出于项中。逢身之虚，则为风邪所伤，入脑则脑转而目系急，目系急故成眩也。"

其养生方导引法云："一手长舒，令掌仰，一手捉颏，挽之向外，一时极势二七。左右亦然。手不动，两向侧极势，急挽之，二七。去颈骨急强，头风脑旋，喉痹，膊内冷注，偏风。又云：一足踏地，一手向后长舒努之，一手捉涌泉急挽，足努、手挽，一时极势。左右易，俱二七。治上下偏风，阴气不和。"该方法重于疏通经络，促进气血流通，尤其是头颈和上肢的血液流通，有利于预防动脉粥样硬化。

第三式　缩项摇曳势

该式动作疏导足阳明胃经，同时还提高脾胃等脏器功能。该节动作不仅活动脊、腰、颈、膝的关节，还可疏通气血，消除乏力等生理现象。

本式缩项动作取自《诸病源候论·风痹候》，"痹者，风寒湿三气杂至，合而成痹。其状，肌肉顽厚，或疼痛。由人体虚，腠理开，故受风邪也。病在阳曰风，在阴曰痹；阴阳俱病，曰风痹。其以春遇痹为筋痹，则筋屈。筋痹不已，又遇邪者，则移入肝。其状，夜卧则惊，饮多，小便数。夏遇痹者为脉痹，则血凝不流，令人萎黄。脉痹不已，又遇邪者，则移入心。其状，心下鼓，气暴上逆，喘不通，嗌干喜噫。长夏遇痹者为肌痹，在肉则不仁。肌痹不已，复遇邪者，则移入脾。其状，四肢懈惰，发咳呕汁。秋遇痹者为皮痹，则皮肤无所知。皮痹不已，又遇邪者，则移入于肺。其状，气奔痛。冬遇痹者为骨痹，则骨重不可举，不随而痛。骨痹不已，又遇邪者，则移入于肾，其状喜胀。诊其脉大而涩者，为痹；脉来急者，为痹。"

其养生方云："凡人常觉脊背皆倔强而闷，不问时节，缩咽膊内，仰面努膊并向上，头左右两向援之，左右三七，一住，待血行气动定，然始更用。初缓后急，不得先急后缓。若无病患，常欲得日起、午时、日没三辰。如用，辰别二七。除寒热病，脊、腰、颈项痛，风痹。口内生疮，牙齿风，头眩尽除。"该式动作重点是缩项抬肩，左右倾斜，有利于头晕脑胀等症状的缓解。

本式"摇曳"动作取自《易筋经·倒拽九牛尾》，疏导足阳明经筋，该筋起于足中三趾，结于膝。医经云：膝为筋之府。经常练习此势可消除有气无力的生理现象，同时还能提高脾胃的功能（图2-11）。

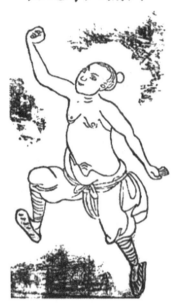

图2-11

第四式　按腰伏地势

该式动作上肢动作与下肢动作相结合，有刺激心经、疏通经络、调和气血等功效。

本式"按腰"动作取自《敬慎山房导引图》，"问理瘀血如何？曰：宜立，反而手拳捶背四十九，叩齿四十九。能散精肿而血贯通然。"气虚血瘀乃是高血压常见的中医临床表现之一，在站立姿势基础上锤按肝俞、胆俞、脾俞、胃俞、三焦俞、肾俞等，有利于气血的上下贯通（图2-12）。

本式"伏地"动作取自《万寿仙书·诸仙导引法·李弘济仙人玩月势》，主治气血不和，气逆上攻。俯身弯腰如鞠躬状，两侧手足都要交叉伏地，左右行功，各运气十二口（图2-13）。

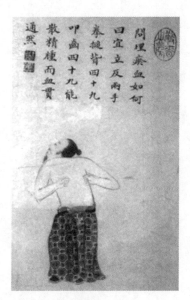

图2-12

同样见于《赤凤髓·子英捕鱼》，主治血脉不和。立，用打蛇势，手脚俱要交叉，左右行功，左行气一十二口，右亦如之（图2-14）。

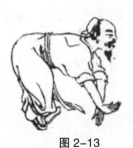

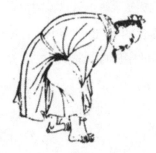

图2-13　　　　　　　　　　　图2-14

第五式　醉卧罗汉势

本节下肢交叉步半蹲或全蹲，疏通气血的同时增加下肢力量的锻炼，增加锻炼时运动强度。

本式"歇步"取自《诸病源候论·风头眩候》，主治风眩。"以两手抱右膝，着膺，除风眩。"意指下蹲抱膝，可调理气机，使左升右降，抱右膝重在右降，故可治"风眩"。

第六式　拗步探海势

在该节中要注意重心的转换，挤压肝、肺等脏器，有通利关节、调和气血，刺激心、肝、肺功能的作用。

本式"射日"动作取自《二十四气坐功却病图·清明三月节坐功图》，主治腰肾、肠胃虚邪积滞等。两手握拳，臂外展与肩平，右臂屈肘向右拉，左臂向左引，头颈左转，目视左手，如拉弓欲射状。稍停后，右臂向右引，左臂曲肘向左拉，头颈转向右，目视右手。左右交替各 7～8 次。然后叩齿、深呼吸、咽津各 3 次。有利于疏通腰肾等部位的气血（图 2-15）。

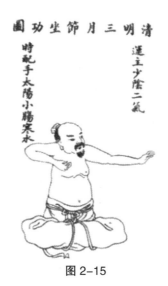

图 2-15

又见于民间流传的道家秘传养生长寿术第五式龟缩功（又称复环功），能够促进松弛腿、臂、腰、腹等部位肌肉群，削减皮下肥厚的脂肪，可防治肥胖引起的慢性疾病如高血压、糖尿病等（图2-16、图2-17）。

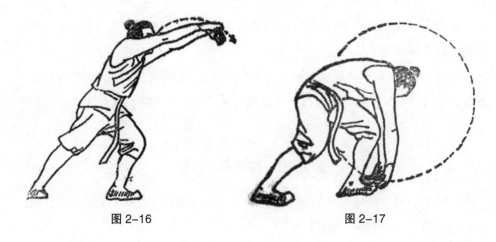

图2-16   图2-17

第七式　摇臂远眺势

该动作不仅可以放松人体肌肉、通利关节，还可以通过人体内在的脏腑器官与组织相互挤压按摩，从而舒经活络，调和气血在体内的运行。

本式"单举手远眺"动作取自《二十四气坐功却病图·小满四月中坐功图》，主治肺腑蕴滞邪毒，胸胁支满等。每日寅卯时，正坐，一手举托，一手拄按，左右各三五度，叩齿，吐纳，咽液。疏通手厥阴心包络，利于血脉畅通（图2-18）。

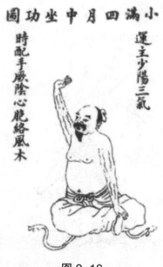

图2-18

第八式 踏雪寻梅势

在《摄生消息论》和《老老恒言》中提到如行走等日常活动的锻炼，有利于提高中老年人的生活和生命质量。

本式"扭项"动作取自《古仙人导引法·寇先鼓琴》，主治诸风头痛，血脉不通。盘坐，两手按膝，向左扭项扭背，运气十二口。右亦如左。此为摇天柱（图2-19）。

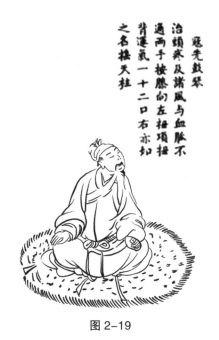

图 2-19

本式"单腿站立"动作取自《按摩导引养生秘法图·养血脉法第十》，主养血脉，祛脾湿。或问：手足痿痹不仁，如何？曰：宜平立徐步，以两手左右举，两足左右踏片时式然后，叩齿以舌底生津为效（图2-20）。

同样见于《敬慎山房导引图》，主养血脉。欲养血脉如何？曰：宜平立徐步，以两手左右舞，两足左右蹈，运片时，叩齿三十六。养血，疗手足痿痹不仁（图2-21）。

本式行进间动作取自《婆罗门导引十二法·第六式鸾趋》，起立，以脚徐徐前踏，又握固，以手前后策，各三遍。是模仿鸾凤飞舞的导引。站立，用脚缓慢地向前踏步，双握固双手，将手前后摆动，各做三遍。

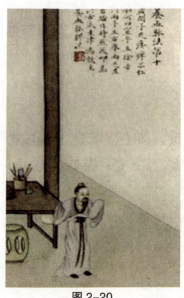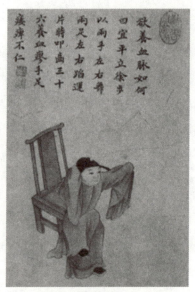

图 2-20　　　　　　　　　　　　图 2-21

（二）动作活化编创

（1）单个动作的创编。整套高血压导引养生功法共分为 8 个单节动作，每个单节动作均有一个或一个以上的典籍图势依据，且每节动作根据其特点而命名。高血压导引养生功法是针对中老年高血压群体，所以在动作活化后的设计上配合呼吸吐纳，尽量避免有较长时间的憋气动作。活化动作时将较难的动作易化，保证每个单节动作的幅度均在中老年肢体活动所能承受的范围之内，并在动作创编的来源中，将一些躺姿换成站姿、跪姿换成半蹲姿势，避免运动过程受到场地的限制，使功法练习简便易行。

（2）动作顺序的创编。整套高血压导引养生功法的动作顺序是"由大到小""由上到下""进退步""左、右移步""行进间"等有序性、多元化构成的，先"唤醒"全身的运动神经，使身体逐渐进入工作状态；再通过加大动作幅度，如进退步、前俯后仰、歇步等动作，增加动作的难度，使该套运动能够满足练习者的运动需求；最后三次引气归元，调节呼吸，放松全身，使身体逐渐恢复到安静状态。整套功法动作难度循序渐进，有利于练习者的学习与锻炼。

（三）动作完善

本套功法由民族传统体育与健康促进方向专业教授主编，整个项目课题组所有团队成员共同努力完成。将分类处理过的文字和图片进行编排连接，并分成 3 个部分处理，即起势、基础动作、收势。

其中起势和收势均起到调息凝神的作用，静功站桩能够更好地平心静气、进入练功状态或宁心放松、结束练功，由意念主动调整呼吸，能够舒经活络、畅通气血，提高血管壁的张力与弹性，最终降低血压。

基础动作部分按照"先大后小""先上后下"的顺序进行编排。动作先后顺序设计也是先屈伸再扭转、先正面再侧面，符合人体运动规律和运动行为习惯。

（四）运动强度测定

高血压导引养生功法初步定型之后，通过不断练习，对基础动作进行调整和修改，使整套动作衔接更加流畅、连贯，并对运动负荷进行监控和测定。

为了更加科学、客观、准确地测量出该套功法的运动负荷，在试验对象能够自主的、动作连贯的完成整套功法后，采用心率遥测仪监测其心率。先将试验对象的个人信息录入系统，本次心率监测的最大心率设置为 210 次/分。

通过心率遥测仪对练习高血压导引养生功法的干预组受试者进行全程心率监测，如图 2-22 所示，受试者心率曲线呈缓慢上升的趋势，全程运动最高心率百分比为 55% ～ 65%，运动强度较为适中，能够作为中老年高血压患者日常锻炼的运动项目。

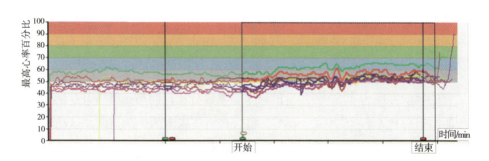

图 2-22 高血压导引养生功法演练运动强度曲线图

（五）音乐配合

音乐可以通过情感和机体两种效应共同作用于身体，并能够直接影响人的五脏，让人体各器官发生节律共鸣，从而作用于机体。不同节奏、旋律、音调、音色和响度的乐曲都对人体产生一定的效应，如节奏欢快的音乐可以振奋人的精神，让人的神经也随之兴奋起来，并能够加强肌肉的张力；而柔和舒缓的音乐有稳定情绪、平稳呼吸、安神并使人镇静的作用。通过柔和、缓慢的音乐，引导人体渐入稳定佳境，从精神、身体双重辅助练习者达到调身、调息、调心的三调合一状态。

第五节　高血压导引养生功法的特点

一、传统理论，科学创新

高血压导引养生功法是在中医学、中医养生学基础上建立起来的，继承传统中医学与养生学的理论思想，动作上融合了现代人运动规律，突出了传统与现代、继承与创新的特色。如第一式顶天望月势，身体预先动员，充分伸展肢体，加速血液循环流动，使心输出量增加，减小血管外周阻力，从而达到降低血压的效果；在随后的动作中通过击打风池穴，使脑动脉产生共振，脑动脉血管壁"被动按摩"，从而降低脑动脉硬化的风险。

二、适量运动，科学分配

针对中老年人高血压患者，高血压导引养生功法通过科学化、合理化调整运动负荷大小，既能够满足该特殊群体的运动需求，又可以保证中老年人在运动过程中的安全性。根据美国运动医学会发布的相关指南所提供的建议，高血压患者适宜的运动强度为 40%～70% 的最大心率百分比，而高血压导引养生功法的最大心率百分比全程为 55%～65%，符合高血压患者的运动强度且运动强度是开始阶段循序渐进，在运动的中后阶段为强度由弱到强、由强到弱、强弱交替进行的，使高血患者避免全程高强度运动的不适宜性或低强度运动的无效性。

三、体医融合，针对调理

高血压导引养生功法是运动与医学的融合，以身体健康为目的，以运动为辅助治疗手段，针对中老年人高血压患者的疾病特征，采用导引功法"引体令柔"整体调理，使其疏通瘀塞、舒筋活络、气血畅通，从而改善血压状况。

四、内外兼修，意气相随

高血压导引养生功法具有传统导引术"调身、调心、调息"的特性，气息与动作相合，如：身体起为吸气、落为呼气，开为吸气、合为呼气等，用意领气游走于全身各处，从而达到内外合一。尤其是起势和收势，起到了很好的动员和准备、舒缓和放松的作用。

五、有动有静，和谐大方

高血压导引养生功法动作和顺、舒展大方，速度平衡均匀，以达到练养兼修目的，能够引起中老年人高血压患者运动兴趣。动作简单易学易记，不要求该特殊群体有运动基础，增强其运动信心。

第六节　高血压导引养生功法动作说明

预备式

两脚并拢，自然伸直；两臂自然垂于体侧；下颌微收，舌抵上腭；目视前方（图2-23）。

[注意事项] 头颈正直，身体自然放松；保持自然呼吸。

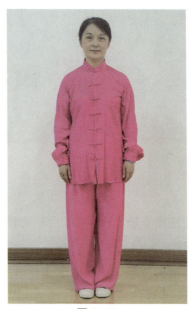

图2-23

起势调息

（1）重心右移，左脚向左开半步，与肩同宽，随即重心移至两腿之间；目视前方（图2-24A）。

（2）两臂内旋，两掌分别从两侧摆起，约与胯同高，掌心向后，目视前方（图2-24B）。

（3）上动不停。两臂外旋屈肘，向前叠于丹田处（男性左手在内，女性右手在内），掌心向内；目视前方；调息3次（图2-24C）。

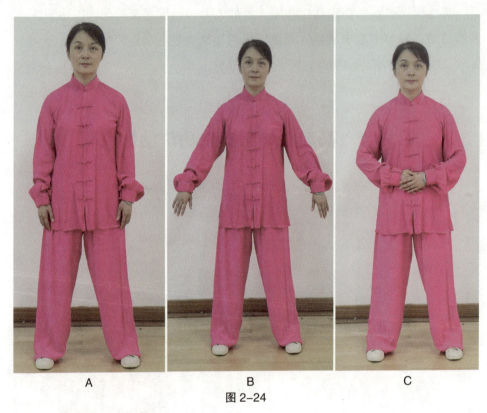

A　　　　　　　B　　　　　　　C

图2-24

[注意事项] 开步时，要轻起轻落；调息一吸一呼气为一次，呼吸均匀、缓慢、深长。

[练习步骤] 此势采用完整慢速到常速练习，按照开步—叠放—调息的过程进行练习。

[易犯错误] 动作与气息的配合不协调。

第一式　托天望月势（牵动心包经）

（1）接起势调息。两腿屈膝下蹲，两臂外旋，两手握拳（成握固手）收于腰侧，目视前方（图 2-25A）。

（2）两腿伸直；同时，两掌下落分别经两侧上托内旋摆至头上方，掌指相对，掌心向上；两掌上撑；同时，两脚跟提起；目视前方（图 2-25B、图 2-25C）。

（3）躯体放松，身体重心缓缓下降；屈膝下蹲；同时，两掌向左下摆至与肩同高，立掌外撑，右掌立于左肩前，头向右转，目视右前方（图 2-25D、图 2-25E）。

（4）两臂外旋缓缓下落于腹前，掌心斜向上，掌指斜向对；目视前方（图 2-25F）。

（5）动作五至动作八同动作一至动作四，唯方向相反（图 2-25G ～图 2-25L）。

本式一左一右为一遍，共做 2 遍。

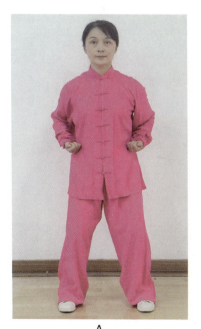
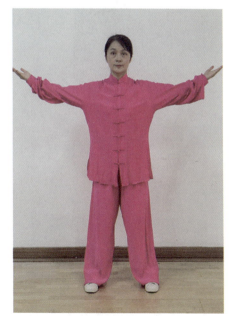

A　　　　　　　　　　　　　　　　B

图 2-25

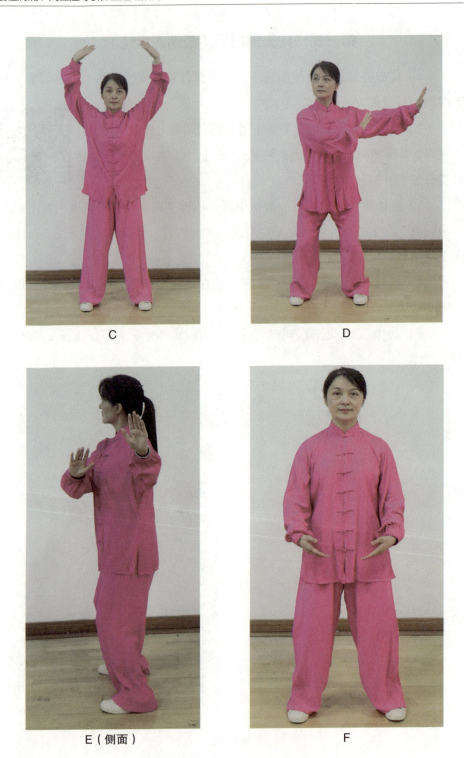

C

D

E（侧面）

F

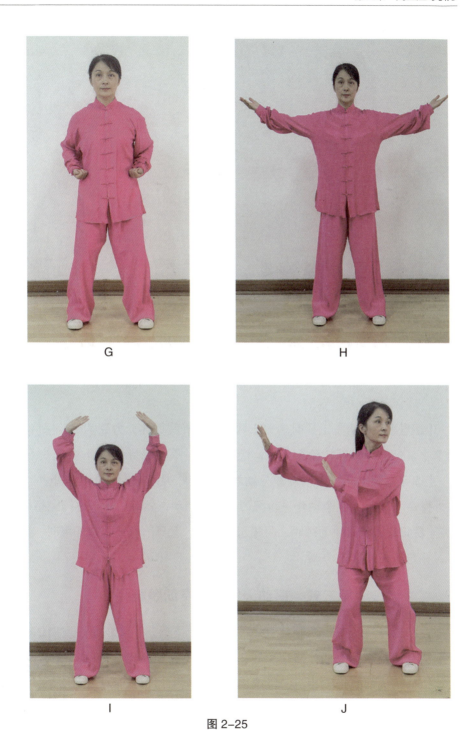

图 2-25

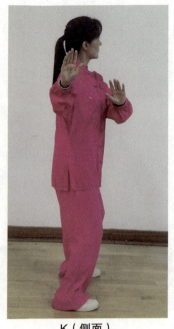
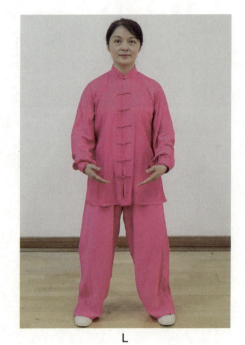

K（侧面）　　　　　　　　　　　　　　　　L

图 2-25

[注意事项] 两掌上撑时两臂于两耳侧，舒胸展体，力在掌根，保持拉伸；两掌立掌外撑，头部转动有争力；松腰沉髋，重心保持在两腿之间。

[练习步骤] 此势采用慢速分动教学，按照握固—上撑（提踵上撑）—两掌外撑—下落合抱四个动作进行练习，待每个动作熟练后，再进行完整练习。

[易犯错误] 屈膝下蹲时，两膝超过脚尖，上身前倾；两掌外撑时，重心偏移，并与转头动作不协调。

第二式　撼动天柱势（牵动膀胱经）

（1）接上第一式，两腿伸直；同时，两掌下落，手臂外旋，分别从身体两侧向上托，略高于肩，掌心向上；屈肘掩耳，两掌掌指扶按枕部，指尖相对，以两手食指弹拨中指击打玉枕穴9次（鸣天鼓），目视前下方（图 2-26A ～图 2-26D）。

（2）两手猛然拨离开双耳（拔耳），两手经耳旁向前推掌，掌心向前，松腕转掌心向下；目视前方（图 2-26E）。

（3）躯体放松，屈膝下蹲；同时，两掌下按落至腹前，掌心向内；目视前方（图2-26F）。

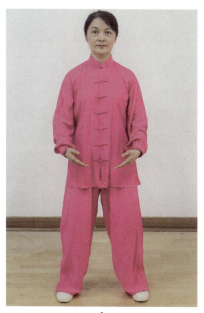

A

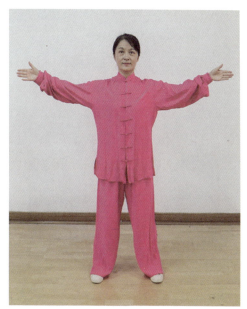

B

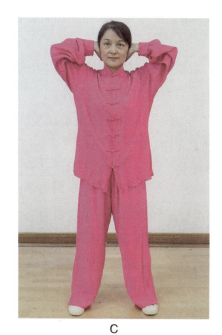

C

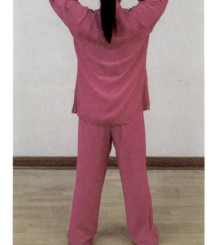

D（背面）

图2-26

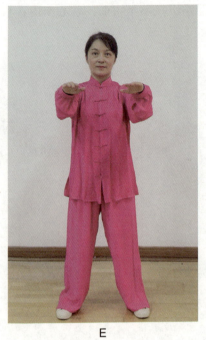

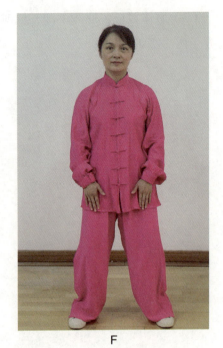

E   F

图 2-26

（4）两腿伸直；同时，手臂外旋，两掌沿体侧摩运上提至京门穴，目视前方（图 2-27A）。

（5）上动不停，上体右转；两臂外旋，右掌顺势经体后向左后方伸出；同时，左掌经胸前向右前方伸出，掌心斜向上；目视左侧（图 2-27B）。

（6）上体左转，面向前方；两臂内旋，右掌由体后向上经右向前摆至胸前，左掌顺势摆至胸前，两掌高于肩平；目视前方（图 2-27C）。

（7）动作七至动作十同动作三至动作六，唯方向相反（图 2-27D ～图 2-27G）。

（8）屈膝下蹲；同时，两掌下按，外旋手臂，合于腹前，掌心向上；目视前方（图 2-27H）。

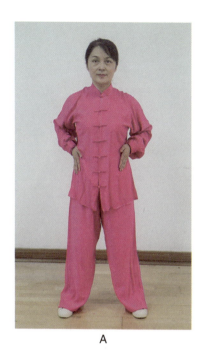

A

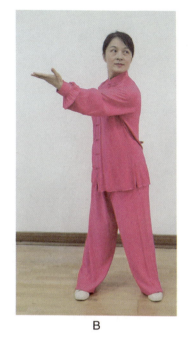

B

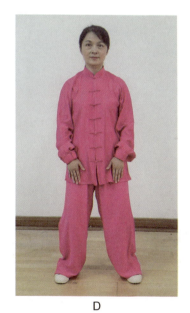

C

D

图 2-27

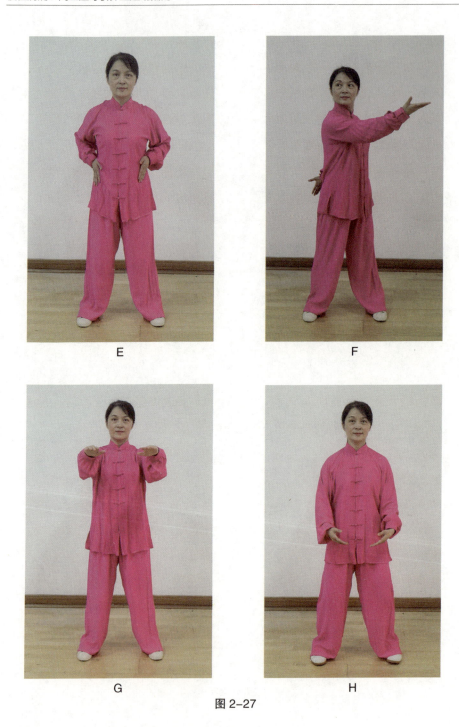

图 2-27

本式共做 2 遍。

[注意事项]身体转动、手臂前伸和头部转动要协调一致，手臂旋转要充分，形成左右争力，配合呼气。

[练习步骤]采用慢速分动教学，强调动作要求；然后进行慢速完整练习到常速连贯练习，强调呼吸的配合。

[易犯错误]手臂前后伸出，耸肩；转头时，下颌上抬。

第三式　缩项摇曳势（牵动胃经）

（1）接上第二式，两腿伸直；两臂内旋，双手下按至髋前，掌心向下，五指用力张开，1～2秒放松，五指成爪上提，置于胸前，低头含胸目视前下方（图2-28A、图2-28B、图2-29A）。

（2）两腿屈膝，全身放松，双手下按转掌五指向后；随后两腿伸直，两掌继续下按同时展胸夹背抬头；目视前上方（图2-29B～图2-29D）。

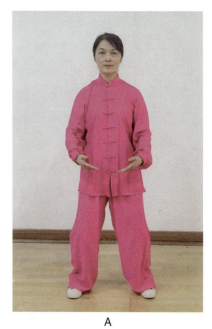
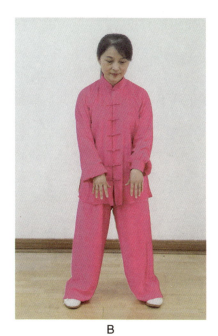

A　　　　　　　　　　　　　B

图2-28

（3）上体还原，两腿屈膝，同时，两臂放松，两手垂落，小拇指贴于身体沿体两侧上提至腰侧，掌心向前；随后左脚向左后方退步成右弓步；同时，

右臂为外旋，右掌向右前方穿出，腕同肩高，掌心朝上；左臂内旋，左掌向
左后方穿出，掌心斜向上，目视左后方（图2-29E、图2-29F）。

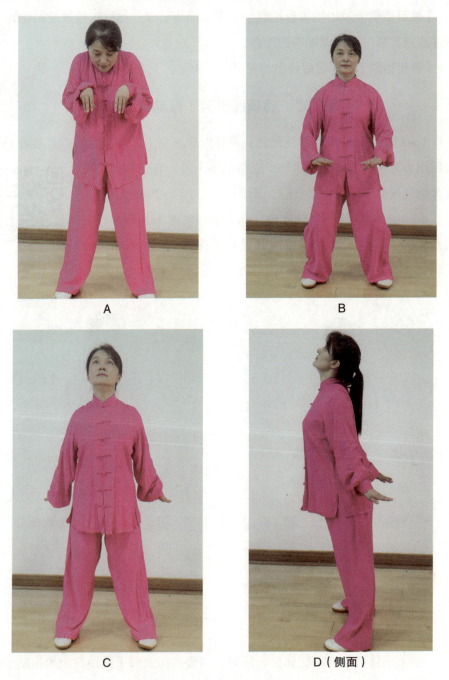

A

B

C

D（侧面）

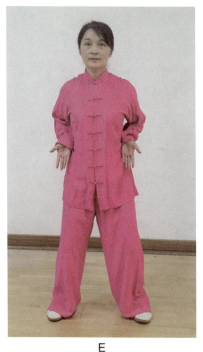
E

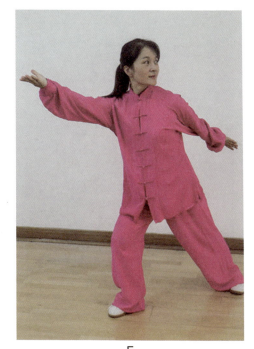
F

图 2-29

（4）重心后移，右脚尖抬起，左腿屈膝后坐；同时，右手臂内旋屈肘收至胸前，右掌变拳，拳眼向内，拳心朝下，左手臂外旋屈肘收于腰后，拳眼向内，拳心朝上；目视右拳（图 2-30A）。

（5）重心前移，右腿屈膝成右弓步；两拳变掌继续向前后穿出，目视左后方（图 2-30B）。

（6）左脚收回，两腿屈膝，上体面向正前方；右臂内旋，屈肘回收；同时，左臂外旋，由身后经下向前向上摆，与右掌合抱于胸前，掌心向内；两臂继续外旋，两掌下落于腹前，掌指斜相对，掌心向上；目视前方（图 2-30C、图 2-30D）。

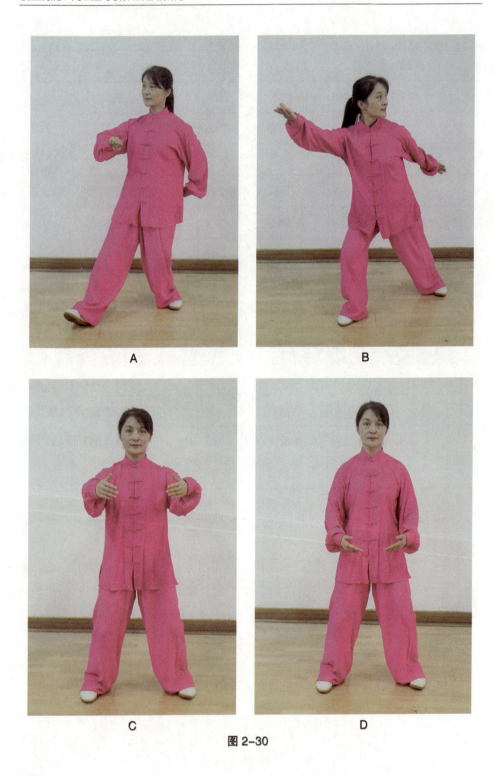

图 2-30

（7）动作七至动作十二同动作一至动作六，唯方向相反（图 2−31A ～ 图 2−31K）。

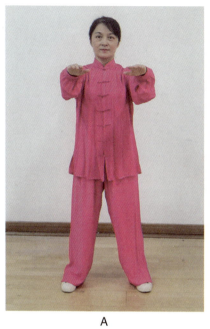
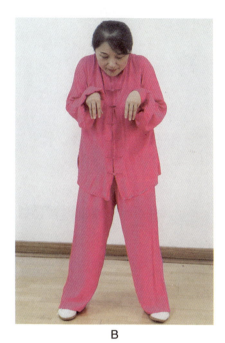

A　　　　　　　　　　　B

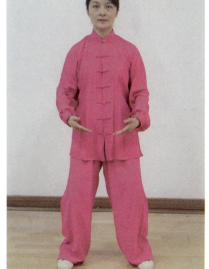
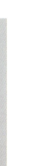
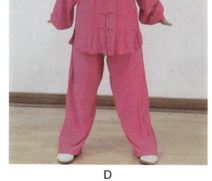

C　　　　　　　　　　　D

图 2−31

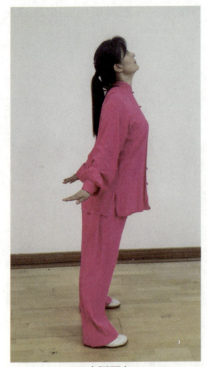

E（侧面）

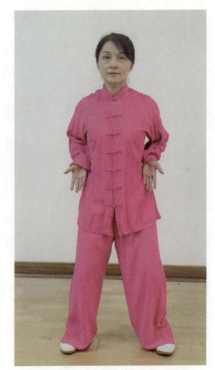

F

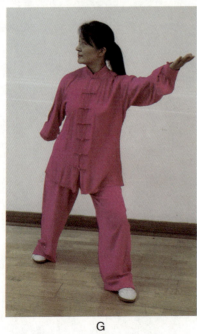

G

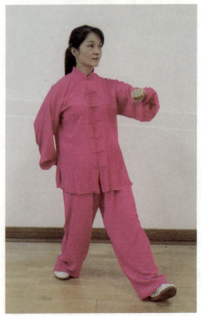

H

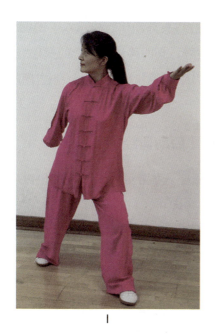

I

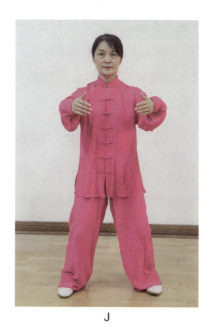

J

K

图 2-31

本式一左一右为一遍，共做 1 遍。

[**注意事项**] 藏头缩项要充分；挺胸夹背与掌下按形成上下撑拔之力；穿掌两臂伸展同时内外旋转；后坐要放松回收，做到一松一紧。

125

[练习步骤] 采用分解教学，先练习上肢与头部动作，提示双手的配合；再结合下肢动作进行完整的教学，提示手与眼、脚的移动与重心的变化。

[易犯错误] 缩项时上身前俯，耸肩不充分；后退步成弓步，上身过于前倾，动作不稳。

第四式　按腰伏地势（牵动肾经）

（1）接上第三式，双手贴按至腹部丹田处，摩浴至后腰，上下摩擦热敷双肾，上下为一次，摩浴九次即可，目视前方（图 2-32A ～图 2-32D）；双手从大腿后侧向下摩浴，以腰为轴、以臂带动上身前俯，目视下方（图 2-32E）。

（2）双手按至前膝，屈膝半蹲，大腿与地面平行，双手交叉抓握双脚脚踝，抬头仰面，目视前方（图 2-32F、图 2-32G）。

（3）1 ～ 2 秒后，由半蹲变全蹲，双手伏地，经体前划置于身体两侧，目视前下方（图 2-32H）。

（4）双手翻掌掌心向上，双手上托，缓缓起身直立，双手合抱于腹前，掌心斜向上，掌指斜向对；目视前方（图 2-32I ～图 2-32L）。

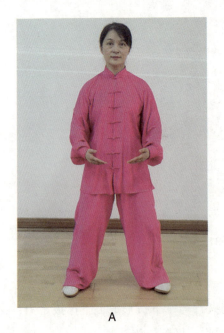

A

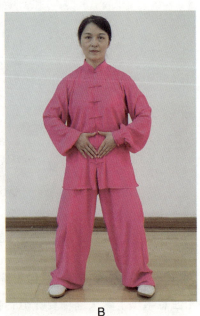

B

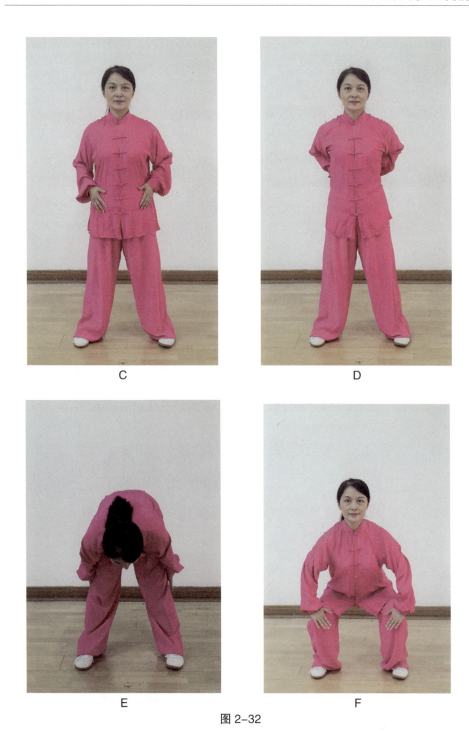

C

D

E

F

图 2-32

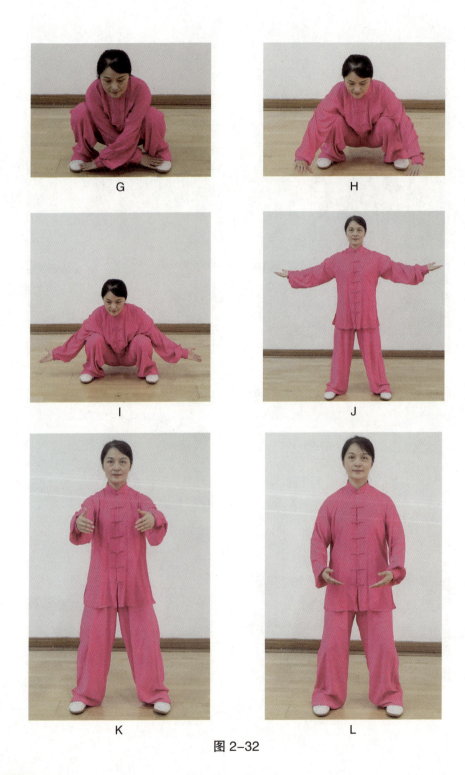

图 2-32

（5）动作五至动作八同动作一至动作四。

本式共做 4 遍。

[**注意事项**] 双手向下摩浴时要以臂带动上半身前俯；半蹲式大腿与地面平行，抬头仰面；然后先抓脚踝再变成全蹲。

[**练习步骤**] 此势采用慢速分动作练习，按照摩浴—按膝—全蹲—上托四个动作进行练习，待每个动作熟练后，再进行完整练习。

[**易犯错误**] 双手还未下引，上半身先前俯；半蹲时目视前下方，先变全蹲后抓脚踝。

第五式　醉卧罗汉势（牵动胆经）

（1）接上第四式，两臂外旋，双手向身体两侧打开，掌心向上，左脚向左迈一小步，目视左手方向（图 2-33A、图 2-33B）。

（2）右脚向左脚左前方迈步，同时左掌由下成拳上穿，左掌掌心斜向上，右掌由上下盖，右掌掌心斜向上，双腿屈膝下蹲成歇步，同时左拳上穿至太阳穴，右掌下按置腰间，目视右上方（图 2-33C ～图2-33E）。

（3）缓缓起身撤回右脚，双手打开，掌心向上，目视右手方向（图 2-33F）。

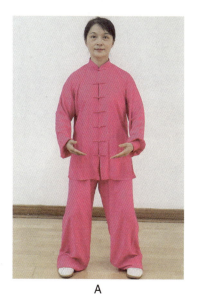

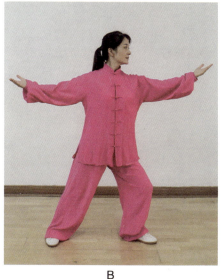

A　　　　　　　　　　　B

图 2-33

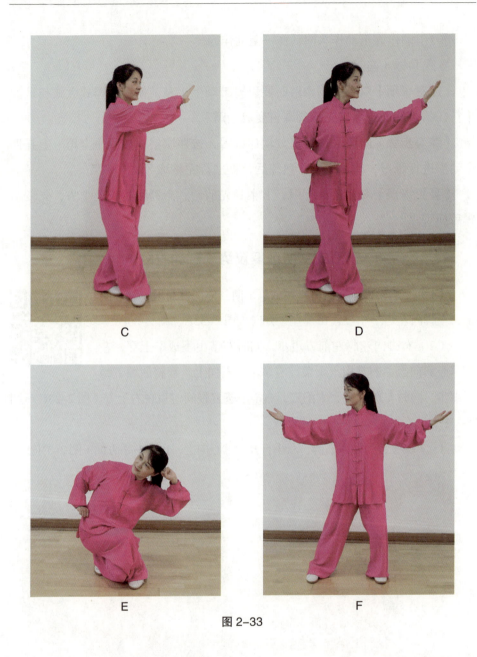

C　　　　　　　　　　　　　D

E　　　　　　　　　　　　　F

图 2-33

　　（4）收回左脚，双手合抱于腹前，掌心斜向上，掌指斜向对；水平目视前方（图 2-34A、图 2-34B）。

　　（5）动作五至动作八同动作一至动作四，唯方向相反（图 2-34C ～图 2-34I）。

本式一左一右为一遍，共做 2 遍。

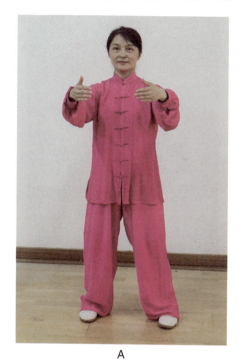

A

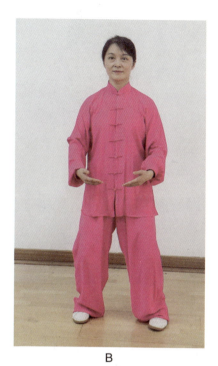

B

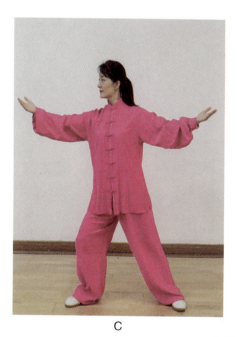

C

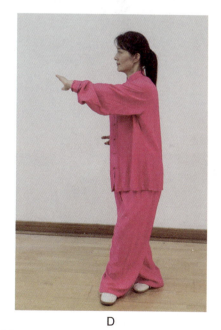

D

图 2-34

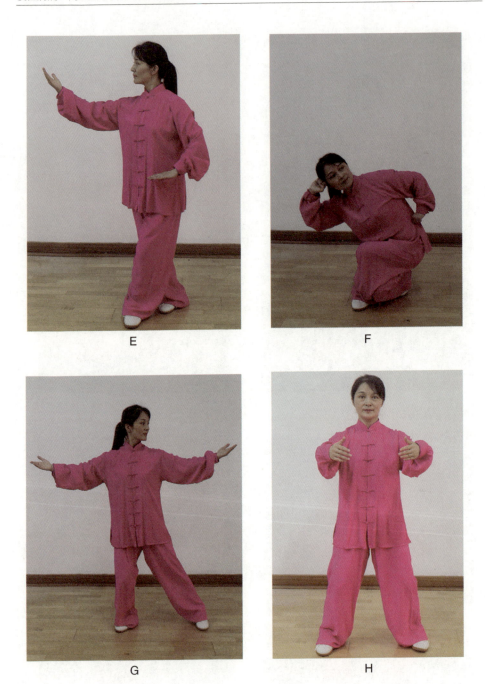

E

F

G

H

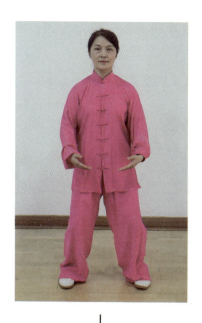

I

图 2-34

[**注意事项**] 双手打开时，眼随手走，盖步时向左前方（右前方）上步，歇步下蹲时大小腿完全折叠。

[**练习步骤**] 采用分解教学，先练习上肢动作，提示双手的配合；再结合下肢动作进行完整的教与学，提示手与脚的配合。

[**易犯错误**] 眼不看手，上步步距过小，导致无法下蹲。

第六式　拗步探海势（牵动肺经、肝经）

（1）接上第五式，左步向前迈一步，搂膝拗步，左手按至左胯旁，右掌前按至胸高，目视前方（图 2-35A～图 2-35C）。

（2）躯体重心后坐同时左手前举，右手至额前，目视左手方向（图 2-35D）。

（3）躯体重心前移成左弓步，同时上身前探，低头含胸拱背，双手手背靠拢，目视前下方（图 2-35E）。

（4）躯体重心后坐，双手打开，收回左脚，双手合抱于腹前，掌心斜向上，掌指斜向对；目视前方（图 2-35F～图 2-35H）。

（5）动作五至动作八同动作一至动作四，唯方向相反（图 2-35I ～图 2-35O）。

本式一左一右为一遍，共做 2 遍。

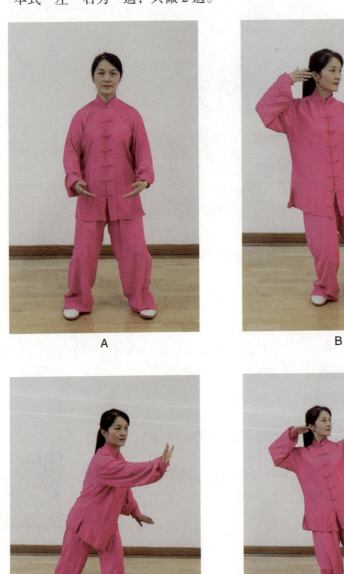

A

B

C

D

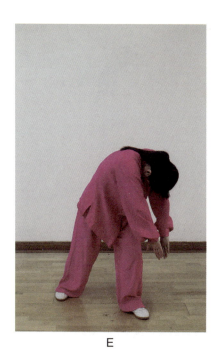

E

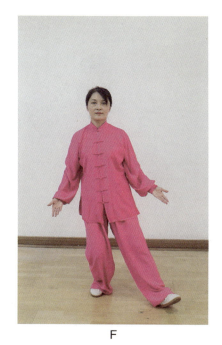

F

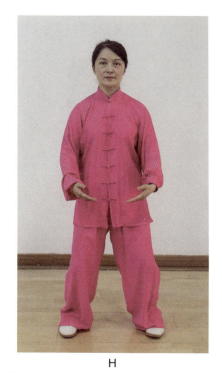

G　　　　　　　　　　　　H

图 2-35

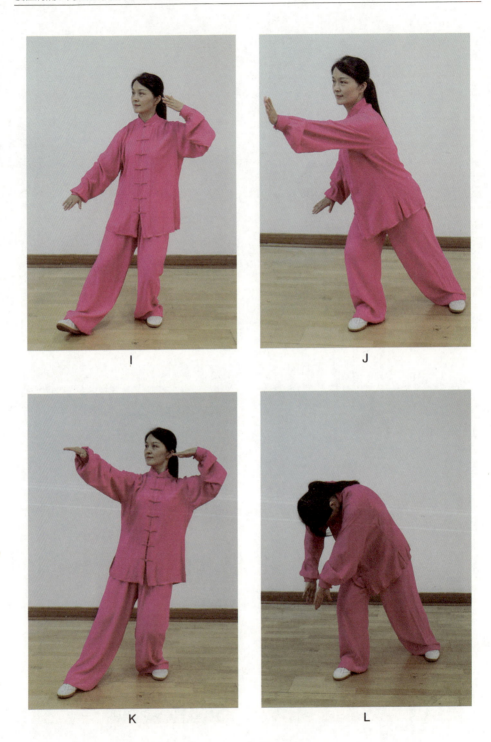

I

J

K

L

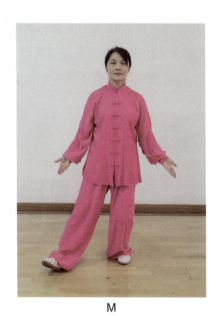

M

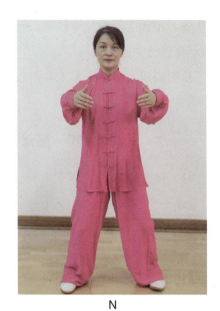

N

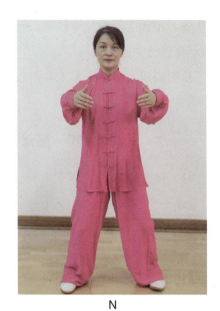

O

图 2-35

　　[**注意事项**]向左前方（右前方）迈步，双脚横向距离 10 ～ 30 厘米；搂膝拗步上身保持正直；重心前移与后坐虚实分明。

[练习步骤] 采用分解教学，先练习上肢动作，提示双手的配合；再结合下肢动作进行完整的教与学，提示手与脚的配合，扣脚、摆脚要灵活自然。

[易犯错误] 向左前方（右前方）迈步，前后脚成一条直线；重心前后移动不明显。

第七式　摇臂远眺势（牵动心经）

（1）接上第六式，双手上托，五指相对，掌心向上，于胸前立掌成开合手，双手一开一合，目视前方（图 2-36A～图 2-36D）。

（2）转体向左，左脚向前迈一步，同时双手掌心相对，呈抱球状，左手五指朝右，掌心向下，与胸同高，右手五指操作，掌心向上，与腹同高（图 2-36E）；躯体重心上移，同时左手向前上伸，右手后下方伸，目光远眺（图 2-36F）。

（3）躯体重心后坐，左脚脚尖翘起，双手向前抡臂，左手经体前下按，按至脚尖目视前方（图 2-37A）。

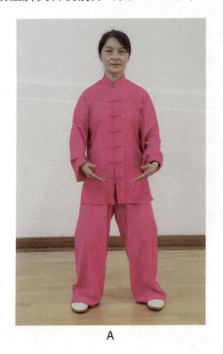

A

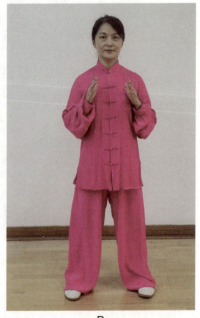

B

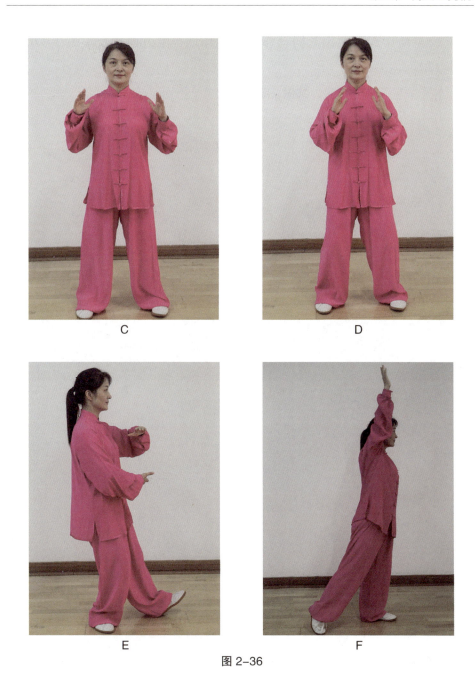

图 2-36

　（4）躯体重心下移，同时双手向后抡臂，左手向前上伸，右手后下方伸，目光远眺（图 2-37B）；缓慢收回左脚，双手合抱于腹前，掌心斜向上，掌指斜向对；目视正前方（图 2-37C）。

（5）动作五至动作八同动作一至动作四，唯方向相反（图2-37D ～ 图2-37K）。

本式一左一右为一遍，共做2遍。

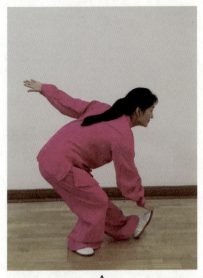

A

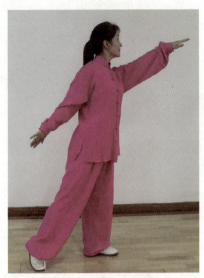

B

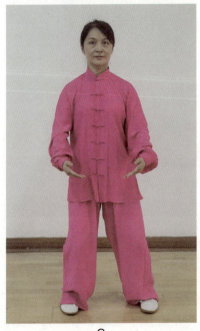

C

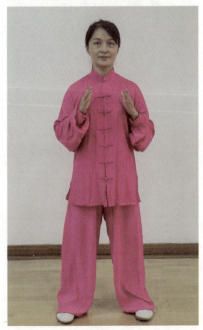

D

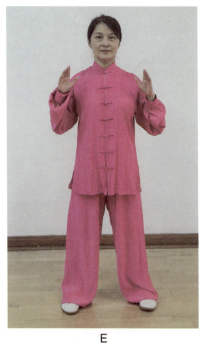

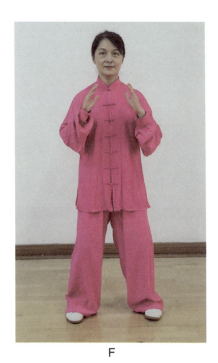

E   F

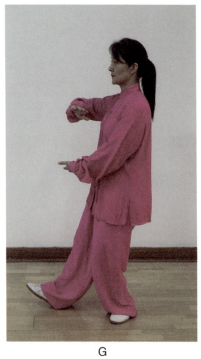

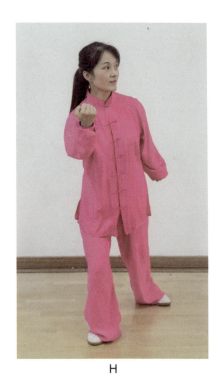

G   H

图 2-37

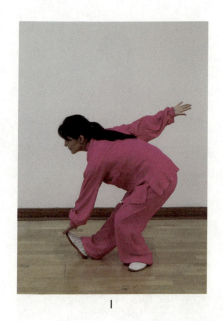

I

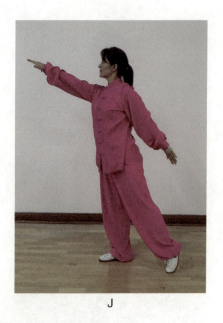

J

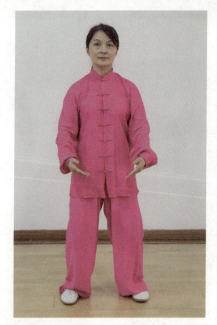

K

图 2–37

[**注意事项**] 转体时，重心在两腿之间；抢臂时，双臂紧贴身体抢圆。

[**练习步骤**] 采用分解教学，先练习上肢动作，提示双手的配合；再结合

下肢动作进行完整的教与学，提示手与脚的配合，扣脚、摆脚要灵活自然。

[**易犯错误**] 转体不灵活，两手配合不协调，重心向一侧偏移。

第八式　踏雪寻梅势（牵动脾经）

（1）接上式，双手下按握拳，左脚向前迈一步，同时右手随身体前摆，拳心向上，目视左侧方向（图2-38A、图2-38B）。

（2）左脚向前迈一步，同时右手随身体前摆，拳心向上，目视左侧方向（图2-38C）。

（3）躯体重心前移，顺势左膝上提，右拳上举，略比肩高，拳心向内（图2-38D）。

（4）左脚下落，双手按于身体两侧，拳心均向下（图2-38E）。

（5）撤右脚，左手顺势前举，右手顺势向后摆，目视右侧方向（图2-38F）。

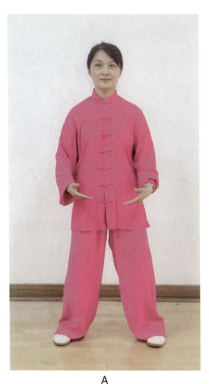
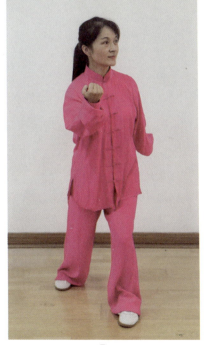

A　　　　　　　　　　　　　B

图2-38

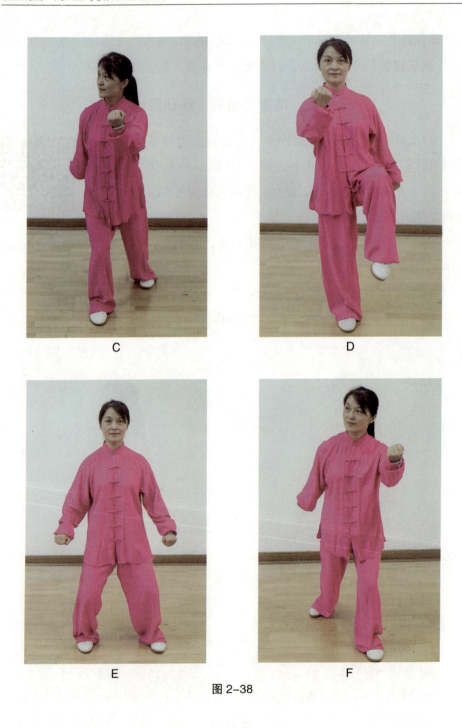

图 2-38

（6）撤左脚，右手顺势前举，左手顺势向后伸，目视左侧方向（图 2-39A）。

（7）躯体重心后移，顺势右膝上提，左手上举，略比肩高，拳心向内，右拳拳心向下，目视水平向前（图 2-39B）。

（8）全身放松，双膝微屈，双手下按，目视水平向前（图 2-39C）。

（9）动作九至动作十六同动作一至动作八，唯方向相反（图 2-39D～图 2-39K）。

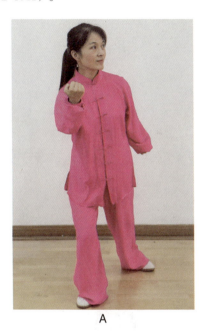

A

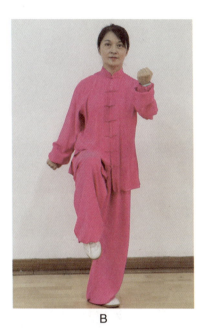

B

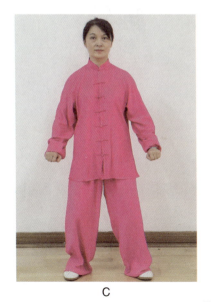

C

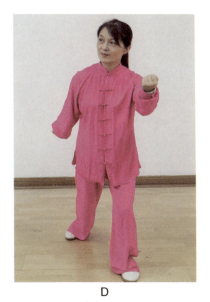

D

图 2-39

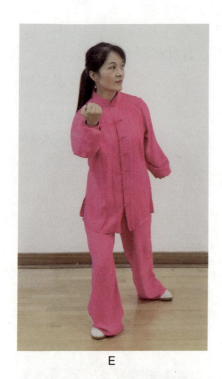

E

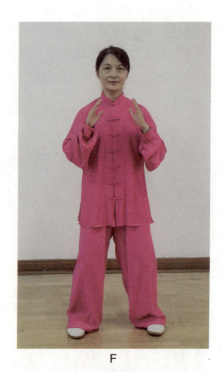

F

G

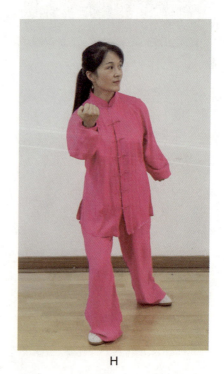

H

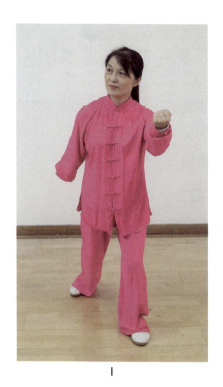

I

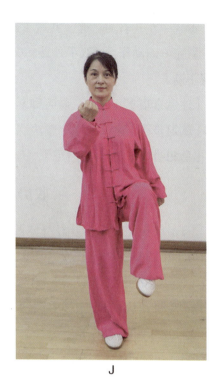

J

K

图 2-39

本式一左一右为一遍，共做1遍。

做完一遍动作后，双手外旋，双手合抱于腹前，掌心斜向上，掌指斜向对；目视正前方。

[注意事项] 上步时，前后脚不在一条直线上，手脚配合要协调一致。

[练习步骤] 建议采用完整法练习。

[易犯错误] 上步同手同脚，上步左右摇晃。

收势 引气归元

（1）放松，双手打开经身体两侧，由上向下引气归元（3次即可）（图2-40A～图2-40E）。

（2）双手叠放于腹前，调息养神。上体保持正直，重心右移收回左脚，同时双手缓缓下落，自然垂于身体两侧（图2-40F、图2-40G）。

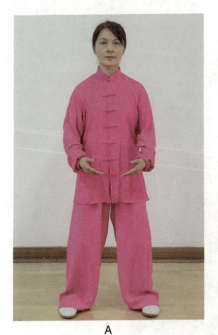

A

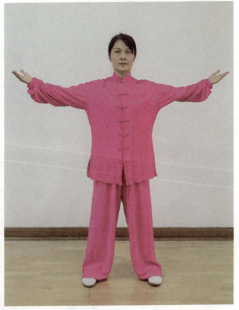

B

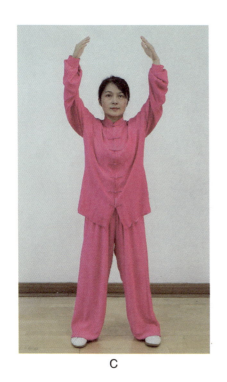

C

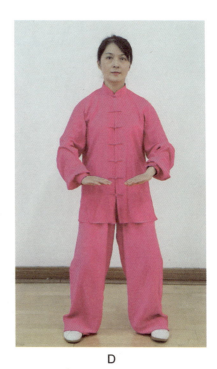

D

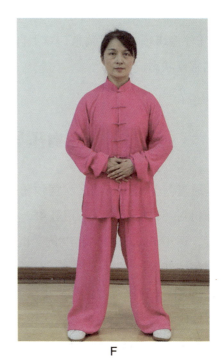

E

F

图 2-40

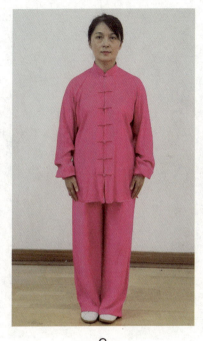

G

图 2-40

[**注意事项**] 注意调息，双手自然垂放于身体两侧，将身、息、心调节到自然常规状态。

第七节　高血压导引养生功法试验研究

通过与上海市杨浦区疾病预防控制中心和四平社区卫生服务中心合作开展随机对照试验研究，共招募 45 ～ 74 岁符合原发性高血压诊断标准的 40 例患者，运用 Excal 软件将 40 例受试者随机分为试验组（20 例，脱落 5 例），对照组（20 例，脱落 5 例）。试验组每周进行 3 次训练，即 2 次集体训练活动，1 次自主在家练习活动，每次运动 60 分钟，总试验周期为 12 周；对照组进行健康教育干预（与高血压病相关的健康知识讲座），保持原有的生活习惯。并对两组患者在试验前后进行血压、心率、血糖、血脂四项、杜氏生活质量量表、抑郁自评量表（SDS）或焦虑自评量表（SAS）等测试。

一、研究结果

1. 受试者血压、脉压、心率的变化结果

如图 2-41 所示，12 周导引功法训练后，试验组 SBP、DBP 水平均下降；与功法训练前相比，SBP 差异具有非常显著统计学意义（$P < 0.01$），DBP 差异具有显著的统计学意义（$P < 0.05$）；对照组脉压增大且差异具有统计学意义（$P < 0.05$）。组间比较，试验组与对照组在试验前后 SBP、DBP 的变化有显著差异，且有非常显著的统计学意义（$P < 0.01$）。试验组与对照组的心率变化无显著差异。

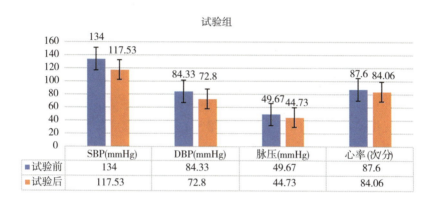

图 2-41　试验组与对照组试验前、后血压、脉压、心率的变化

2. 受试者血糖水平变化结果

如图 2-42 所示，12 周导引功法训练后，试验组血糖水平明显降低，且差异具有统计学意义（$P < 0.05$）；对照组血糖差异不具有统计学意义（$P >$

0.05）。试验后，两组血糖差异不具有统计学意义（$P > 0.05$）。

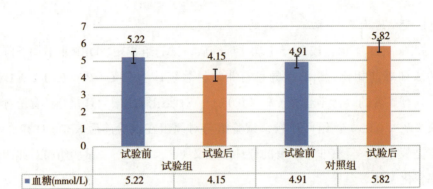

	试验组		对照组	
	试验前	试验后	试验前	试验后
血糖(mmol/L)	5.22	4.15	4.91	5.82

图 2-42　试验组与对照组试验前、后血糖水平的变化

3. 受试者血脂水平变化结果

如图 2-43 所示，12 周导引功法训练后，试验组的 TG、TC、LDL-C 水平明显降低，且试验前后差异具有显著统计学意义（$P < 0.05$），HDL-C 水平无明显变化；对照组的 TC 水平明显增加，且试验前后差异具有统计学意义（$P < 0.05$），TG、HDL-C、LDL-C 水平无明显变化。试验后，两组 TC 与 LDL-C 水平的差异具有非常显著统计学意义（$P < 0.01$）。

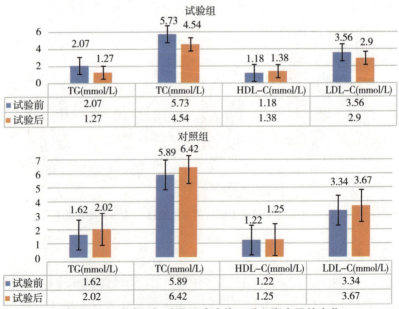

试验组

	TG(mmol/L)	TC(mmol/L)	HDL-C(mmol/L)	LDL-C(mmol/L)
试验前	2.07	5.73	1.18	3.56
试验后	1.27	4.54	1.38	2.9

对照组

	TG(mmol/L)	TC(mmol/L)	HDL-C(mmol/L)	LDL-C(mmol/L)
试验前	1.62	5.89	1.22	3.34
试验后	2.02	6.42	1.25	3.67

图 2-43　试验组与对照组试验前、后血脂水平的变化

4. 受试者杜氏高血压生活质量量表评分结果

如图 2-44 所示，12 周导引功法训练后，试验组杜氏高血压生活质量量表总分明显降低，且前后差异具有显著统计学意义（$P < 0.05$），且"睡眠状况""生气与活力""人际关系敏感"维度变化明显；对照组的量表总分实验前后差异不具有统计学意义（$P > 0.05$）。试验后，两组杜氏高血压生活质量量表总分差异均不具有统计学意义（$P > 0.05$）。

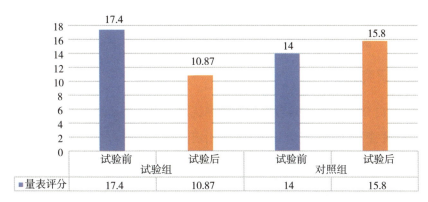

图 2-44　试验组与对照组试验前、后杜氏高血压生活质量量表评分的变化

5. SDS/SAS 评分结果

如图 2-45 所示，12 周导引功法训练后，试验组的 SDS 总分、SAS 总分明显降低，且前后差异具有统计学意义（$P < 0.05$）；对照组 SDS 评分有所增加，但前后差异不具有统计学意义（$P > 0.05$）。试验后，两组 SDS、SAS 评分差异不具有统计学意义（$P > 0.05$）。

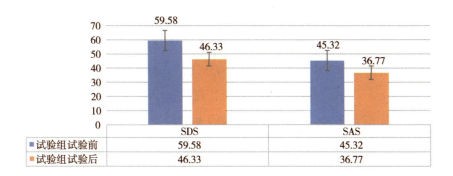

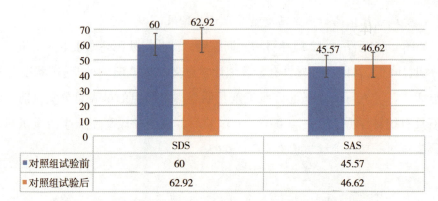

图 2-45　试验组与对照组试验前、后 SDS/SAS 评分的变化

二、研究启示

（1）12 周的高血压导引养生功法训练对中老年高血压患者血压、血糖、血脂以及血管紧张素 Ⅱ 具有积极的改善作用。

（2）12 周的高血压导引养生功法训练对中老年高血压患者情绪情感水平和生活质量均具有积极的改善作用。

（3）高血压导引养生功法的运动强度适中，能够对中老年高血压患者产生积极效果，可以作为一种治疗高血压的辅助治疗方法。

第八节　高血压导引养生运动处方及注意事项

随着慢性疾病的发病率、死亡率呈现越来越高的趋势，由高血压引发的慢性肾病、心肌梗死、脑卒中等一系列并发症的发生率也在逐渐上升，高血压已经成为全球疾病防控的头号问题。世界卫生组织（WHO）曾在相关报告中指出，目前高血压是全球死亡率最高的疾病（12.8%），紧随其后的就是高血糖（5.8%）。高血压的病因较为复杂，现代医学研究者认为高血压病因至少有 2 种，甚至有多种因素，但确切病因发病机制至今尚不明确，有待医学的进一步深入研究。

当前，推荐预防和改善高血压的生活方式主要包括戒烟、控制体重、降低钠摄入、减少酒精摄入、采用适宜的饮食、停止高血压饮食，以及参加可以减轻体重的体力活动。预期达到的目的有以下 5 点。

（1）调整大脑皮质的兴奋与抑制过程及改善机体主要系统的神经调节功能。

（2）降低毛细血管、微动脉及小动脉的张力，调节血液循环，降低血压。

（3）降低血液黏度，提高血液流变性，改善微循环，增强物质代谢的氧化还原能力和组织内的营养过程。

（4）发展机体和血液循环的代偿功能，改善和恢复患者的一般全身状况。

（5）减轻应激反应，稳定情绪，抑制心身紧张，消除焦虑状态。

在高血压运动处方实施前，为了确保安全，运动前评估是必不可少的。

一、运动前的评估

在测试前，根据高血压患者的血压水平、其他脑血管疾病危险因素、靶器官的损害情况，或临床脑血管疾病情况，推荐的运动测试包含以下几点。

未得到有效控制的高血压患者（安静 SBP $\geq$ 140 mmHg 和（或）DBP $>$ 90 mmHg）进行运动前，应先咨询医师。如果没有咨询医师，则应该从小到中等强度进行运动。

属于高危人群的高血压患者在进行运动测试前应先进行医学评估。评估的内容根据要进行的运动强度和参加测试个体的临床情况不同而不同。

属于高危人群或有器官损害（如左心室肥大、视网膜病变）的高血压患者在参加中等强度（40% ～ 60% VO_2R）到较大强度（$\geq 60\% VO_2R$）的运动时，应该进行有医务监督的症状限制性运动测试（SLET）。

安静 SBP $>$ 200 mmHg 和（或）DBP $>$ 110 mmHg 是运动测试的禁忌证。

运动测试时，如果出现 SBP $>$ 250 mmHg 和（或）DBP $>$ 115 mmHg，应该终止测试。

二、运动处方

有氧运动可以使高血压患者安静血压降低 5 ～ 7 mmHg。运动还可降低较大强度运动中的血压。有氧运动是应该强调的运动方式，但中等强度的抗阻运动也可以获得这些效果。柔韧性练习应该在全面热身后和放松阶段进行。对高血压患者推荐以下的运动处方。

（1）频率：尽量每天进行有氧运动（太极拳、健身气功、导引养生功）；每周进行 2～3 次的抗阻运动。

（2）方式：有氧运动是重点，如太极拳、健身气功、导引养生功、步行、慢跑、骑车和游泳；抗阻运动可使用器械或自由负重，由 8～10 种涉及全身主要肌肉群的不同训练动作组成。

（3）强度：中等强度的有氧运动（即 40%～60% 的 VO_2R）；以 60%～80% 1–RM 强度进行抗阻运动。

（4）时间：每天 30～60 分钟的持续性或间歇性有氧运动（如果选择间歇运动，每次至少 10 分钟，累计每天 30～60 分钟）；抗阻运动应该至少有 1 组，每组 8～12 次重复。

（5）进度：健康成年人的运动处方也适用于高血压患者，但应根据高血压患者的血压控制情况、高血压药物治疗情况、药物不良反应、有无器官损害和（或）其他并发症对运动处方进行相应调整。任何运动处方中的运动进度都应是循序渐进的，尤其是高血压患者更应注意这一点。

三、注意事项

（1）药物治疗和合理的锻炼相结合。运动治疗不能代替药物治疗，但与药物治疗结合进行常能取得更好的效果，并能够逐步将药物剂量减少至能维持血压平稳的最低量。严重或血压未得到有效控制的高血压患者，只有在医生进行了评估并开具降压药之后，才能在患者的治疗计划中加入运动训练。

（2）合理安排生活。生活有规律能保证有足够的睡眠时间，劳逸结合，戒除烟酒。

（3）改变饮食习惯并控制体重。由于肥胖是高血压和动脉硬化的危险因素，所以要控制好体重。不恰当的饮食习惯，例如高盐、高脂、高糖可促使体重增加、血压升高，须予改变。

（4）除初期高血压患者外，康复运动应在专业人员指导下进行。如果患者安静时 SBP ≥ 200 mmHg 和（或）DBP > 110 mmHg，则不能进行运动。要谨慎地将运动中血压维持在 SBP ≤ 220 mmHg 和（或）DBP ≤ 105 mmHg。

（5）在运动中注意防止发生运动损伤。在实施运动处方过程中要定期检查，根据身体状况适当调整运动处方。

（6）有氧运动的降压效果是短暂的，这种生理反应称为运动后低血压。为了增强患者运动的依从性，要告知患者运动的短时降压效果；抗阻运动中要避免发力时的憋气。

参考文献

[1] 朱奕.马王堆"导引术"与舞蹈的中医养生价值探析 [J].广州体育学院学报，2017，37（5）：80–83.

[2] 姚春鹏，姚丹.黄帝内经译注 [M].上海：上海三联书店，2015.

[3] 巢元方.诸病源候论 [M].刘晓峰，点校.北京：人民军医出版社，2006.

[4] 魏燕利，梁恩贵.中国历代导引图谱 [M].济南：齐鲁书社，2017.

[5] 周履靖.赤凤髓 [M].上海：上海古籍出版社，1989.

[6] 王阶，熊兴江，杨晓忱.高血压中医诊疗专家共识 [J].中国实验方剂学杂志，2019，25（15）：217–221.

[7] Xiao C，Yang Y，Zhuang Y. Effect of health Qigong Ba Duan Jin on blood pressure of individuals with essential hypertension[J]. J Am Geriatr Soc，2016，64（1）：211–213.

[8] 沈爱明，卫燕，范佳佳.五禽戏对老年原发性高血压 Ⅰ / Ⅱ 期患者血压和生活质量的影响 [C].中国中药杂志 2015/ 专集：基层医疗机构从业人员科技论文写作培训会议论文集.中国中药杂志社，2016：2.

[9] Wang ZW，Chen Z，Zhang LF，et al. Status of hypertension in China：results fromthe China hypertension survey，2012–2015[J].Circulation，2018，137（22）：2344–2356.

[10] 张梅，吴静，张笑，等.2018 年中国成年居民高血压患病与控制状况研究 [J].中华流行病学杂志，2021，42（10）：1780–1789.

[11] 马丽媛，王增武，樊静，等.《中国心血管健康与疾病报告 2021》关于中国高血压流行和防治现状 [J].中国全科医学，2022，25（30）：3715–3720.

[12] 袁玲，余卫卫，张莉，等 . 高血压的分类、症状及并发症与公众认知 [J]. 基因组学与应用生物学，2021，40（3）：1421-1425.

[13] Cheng YB，Li Y，Cheng HM，et al. Central hypertension is a nonnegligible cardiovascular risk factor[J]. J Clin Hypertens（Greenwich），2022，24（9）：1174-1179.

[14] Connelly PJ，Currie G，Delles C. Sex differences in theprevalence，outcomes and management of hypertension[J]. CurrHypertens Rep，2022，24（6）：185-192.

[15] 孙恕，易松 . 2023 年《中国高血压防治指南》更新临床实践 [J]. 心电与循环，2023，42（3）：203-206+212.

[16] GBD 2017 DALYs and HALE Collaborators.Global，regional，and national disability-adjusted life-years（DALYs）for 359 diseases and injuries and healthy life expectancy（HALE）for 195 countries and territories，1990-2017：a systematic analysis for the Global Burden of Disease Study 2017[J]. Lancet，2018，392（10159）：1859-1922.

[17] Rexrode KM，Madsen TE，Yu AYX，et al. The impact of sex and gender onstroke[J]. Circ Res，2022，130（4）：512-528.

[18] Griffin BL，Bolch CA，Bourjeily G，et al. Hypertension：are current guidelines inclusive of sex and gender?[J]. J Womens Health(Larchmt)，2022，31（10）：1391-1396.

[19] Huang YL，Cai XY，Li YY，et al.Prehypertension and the risk of stroke：a meta-analysis[J]. Neurology，2014，82（13）：1153-1161.

[20] 中国高血压防治指南（2018 年修订版）[J]. 中国心血管杂志，2019，24（1）：24-56.

[21] Chockalingam A. Impact of world hypertension day[J]. Canadian Journal of Cardiology，2007，23（7）：517-519.

[22] 林青，陶然 . 中医帮你调血压 [M]. 北京：人民军医出版社，2007.

[23] 张介宾 . 类经 [M]. 北京：人民卫生出版社，1980.

[24] 徐树楠 . 高血压病的中医病理学特点探微 [J]. 中国中医基础医学杂志，

2003，9（9）：650.

[25] 钱元良．中医对高血压病因病机的分析 [J]. 中医中药，2006，3（9）：126.

[26] 陈建鸿，杜建．缓进型高血压病中医病因病机及治疗原则探讨田 [J]. 福建中医学院学报，2006，16（6）：54–55.

[27] 李雪苓，韩宁林，周大勇，等．养阴活血法治疗阴虚阳亢型原发性高血压的临床研究 [J]. 安徽中医学院学报，2007，26（4）：10.

[28] 申春悌，陈炳为，沈春锋．应用循证方法探索古文献高血压病的证候要素 [J]. 辽宁中医杂志，2007（10）：1400–1402.

[29] Martins NPF，Tavares DMDS，Martins NP F，et al.Health behaviors and anthropometric variables among older adults with and without hypertension[J]. Texto EContex to Enfermagem，2015，24（1）：47–54.

[30] Fuks KB，Weinmayr G，Basagaña X，et al.Long–term exposure to ambient air pollution and traffic noise and incident hypertension in seven cohorts of the European study of cohorts for air pollution effects（ESCAPE）[J]. Eur Heart J，2017，38（13）：983–990.

[31] Fu W，Wang C，Zou L，et al.Association between exposure to noise and risk of hypertension：a meta–analysis of observational epidemiological studies[J]. J Hypertens，2017，35（12）：2358–2366.

[32] 蔡晓娜，朱庆，林晓梁．八段锦对高血压患者跌倒的预防效果分析 [J]. 辽宁中医杂志，2017，44（6）：1204–1206.

[33] 王宁．原发性高血压的发病机制与临床治疗 [J]. 中国医药指南，2013，11（33）：570–571.

[34] Pope CA 3rd，Burnett RT，Krewski D，et al. Cardiovascular mortality and exposure to airborne fine particulate matter and cigarette smoke：shape of the exposure–response relationship[J]. Circulation，2009，120（11）：941–948.

[35] 柳子静，华琦．内皮功能障碍与高血压预后的研究进展 [J]. 中华老年

心脑血管病杂志，2018，20（5）：552-554.

[36] 王宏宇，刘金波，赵红薇，等.高血压患者动脉僵硬度与血脂的相关性研究 [J].中国全科医学，2014，17（18）：2070-2073.

[37] 吕婷婷，孙丙毅，李圆，等.高血压发病机制及相关进展 [J].医学综述，2018，24（23）：4689-4693.

[38] 张志军，冯奕奕.高血压中枢发病机制的研究进展 [J].医学理论与实践，2018，31（16）：2389-2390+2388.

[39] 张鑫月，贾振华，常丽萍.高血压微血管发病机制研究进展 [J].中华高血压杂志，2014，22（8）：718-722.

[40] Husain K，Ansari RA，Ferder L. Alcohol-induced hypertension：Mechanism and prevention[J]. World J Cardiol，2014，6（5）：245-252.

[41] MOON J Y.Recent Update of Renin-angiotensin-aldosterone System in the Pathogenesis of Hypertension[J]. Electrolyte Blood Press，2013，11（2）：41-45.

[42] Yankey BA，Rothenberg R，Strasser S，et al. Effect of marijuana use on cardiovascular and cerebrovascular mortality：a study using the National Health and Nutrition Examination Survey linked mortality file[J]. Eur J Prev Cardiol，2017，24（17）：1833-1840.

[43] Pan Y，Cai W，Cheng Q，et al.Association between anxiety and hypertension: a systematic review and meta-analysis of epidemiological studies[J]. Neuropsychiatr Dis Treat，2015，11：1121-1130.

[44] Heckbert SR，Rutter CM，Oliver M，et al. Depression in relation to long-term control of glycemia，blood pressure，and lipids in patients with diabetes[J]. J Gen Intern Med，2010，25（6）：524-529.

[45] 王登芹.焦虑抑郁状态对老年高血压患者动态血压影响的研究 [J].中华老年心脑血管病杂志，2014，16（7）：723-725.

[46] 向宇凌，熊红芳，骆文，等.焦虑抑郁状态对高血压患者血压及心率变异性的影响 [J].中国病案，2020，21（7）：83-85.

[47] 刘晓云，黄晓琴.原发性高血压与焦虑情绪的相关性研究 [J].实用老年医学，2017，31（4）：477-480.

[48] Cené CW，Dennison CR，Powell Hammond W，et al. Antihypertensive medication nonadherence in black men：direct and mediating effects of depressive symptoms，psychosocial stressors，and substance use[J].J Clin Hypertens，2013，15（3）：201-209.

[49] Morrin NM，Stone MR，Swaine IL，et al.The use of the CR-10 scale to allow self-regulation of isometric exercise intensity in pre-hypertensive and hypertensive participants[J]. Eur J Appl Physiol，2018，118（2）：339-347.

[50] Collier SR，Frechette V，Sandberg K，et al. Sex differences in resting hemodynamics and arterial stiffness following 4 weeks of resistance versus aerobic exercise training in individuals with pre-hypertension to stage 1 hypertension[J].Biol Sex Differ，2011，2（1）：9.

[51] Lamina S，Okoye GC. Therapeutic effect of a moderate intensity interval training program on the lipid profile in men with hypertension：a randomized controlled trial[J].Niger J Clin Pract，2012，15（1）：42-47.

[52] 孟凯利.体育生活方式对济南市社区高血压老年人功能性体适能的影响研究 [D].济南：山东大学，2018.

[53] 王军威，袁琼嘉，杨澎湃，等.运动疗法对我国原发性高血压干预效果的 Meta 分析 [J].中国康复医学杂志，2017，32（4）：454-460.

[54] 周锡平，彭永权，杜文玉.高血压病患者运动量与运动高血压的关系及运动指导 [J].泸州医学院学报，2007，30（4）：298-300.

[55] 中华中医药学会心血管病分会.高血压中医诊疗专家共识 [J].中国实验方剂学杂志，2019，25（15）：217-221.

[56] 张永鹏，陶飞，杨佳英，等.太极拳对原发性高血压患者降压效果的系统评价与 Meta 分析 [J].体育科研，2019，40（1）：96-104.

[57] 金成吉，张自云，解超.太极拳对中老年原发性高血压患者血压水平

影响的 Meta 分析 [J]. 现代预防医学，2018，45（18）：3446-3451.

[58] 林嘉豪，李荣. 八段锦联用常规方案治疗原发性高血压效果的系统评价与 Meta 分析 [J]. 广州中医药大学学报，2017，34（5）：774-780.

[59] 秦越人. 难经集注 [M]. 北京：人民卫生出版社，1956.

[60] 葛洪. 抱朴子（全二册）[M]. 上海：上海古籍出版社，2013.

[61] 王家葵. 养性延命录校注 [M]. 上海：中华书局，2013.

[62] 务成子，梁邱子. 黄庭经 [M]. 上海：上海古籍出版社，1990.

[63] 钱超尘. 养性延命录摄生消息论 [M]. 上海：中华书局，2011.

[64] 张景岳. 景岳全书 [M]. 吴少祯，校注. 中国医药科技出版社，2011.

[65] 赵立勋，阙再忠，王大淳，等. 遵生八笺校注 [M]. 北京：人民卫生出版社，1994.

[66] 周履靖. 赤凤髓 [M]. 上海：上海古籍出版社，1989.

[67] 罗洪先. 万寿仙书气功图谱 [M]. 曹若水，整理. 兰州：兰州古旧书店影印发行，1988.

[68] 曹庭栋. 老老恒言 [M]. 王振国，刘瑞霞，整理. 北京：人民卫生出版社，2012.

[69] 罗洪先. 卫生真诀 [M]. 任廷革，校注. 北京：中医古籍出版社，1987.

[70] 程宝书，杨超. 敬慎山房导引图 [M]. 上海：军事军医科学出版社，2006.

[71] 边治中. 中国道家秘传养生长寿术 [M]. 哈尔滨：黑龙江人民出版社，1987.

[72] Shiota M，Sone R，Matsuo E，et al. Exercise prescription and nutrition therapy[J].Nihon Rinsho，2014，72（8）：1453-1460.

[73] 王瑞元. 运动生理学 [M]. 北京：人民体育出版社，2012.

[74] 美国运动医学学会.ACSM 运动测试与运动指南 [M]. 王正珍，译. 北京：北京体育大学出版社，2014.